临床护理能力提升系列丛书

临床心电图快速识别一本通

总策划 付 卫（北京大学第三医院）

主　审 唐熠达　张　媛　曾　辉　李　蕾

主　编 李葆华　童素梅

编　委（单位：北京大学第三医院；按姓名汉语拼音排序）

陈婧怡　崔　曼　段俊滔　范丹丹　高　严　高　杨

郭　健　贾孟晗　李葆华　李慧敏　李　巧　李　薇

李宇轩　乔红梅　申　唯　童素梅　拓丽丽　王海燕

王京燕　王　琳　王　润　王　爽　谢　蕊　于桂香

张　敏　张明磊　张　赛　张盛楠　张　高　张亚飞

赵爱春　赵　娟　朱艳楠

U0256502

北京大学医学出版社

LINCHUANG XINDIANTU KUAISU SHIBIE YIBENTONG

图书在版编目（CIP）数据

临床心电图快速识别一本通 / 李葆华，童素梅
主编. —北京：北京大学医学出版社，2023.4
　　ISBN 978-7-5659-2862-8

　　Ⅰ. ①护⋯　Ⅱ. ①李⋯ ②童⋯　Ⅲ. ①心电图 - 基本
知识　Ⅳ. ① R540.4

中国国家版本馆 CIP 数据核字（2023）第 037507 号

临床心电图快速识别一本通

主　　编：李葆华　童素梅
出版发行：北京大学医学出版社
地　　址：（100191）北京市海淀区学院路38号　北京大学医学部院内
电　　话：发行部 010-82802230；图书邮购 010-82802495
网　　址：http://www.pumpress.com.cn
E-mail：booksale@bjmu.edu.cn
印　　刷：北京信彩瑞禾印刷厂
经　　销：新华书店
责任编辑：赵　欣　　责任校对：靳新强　　责任印制：李　啸
开　　本：787 mm×1092 mm　1/16　印张：6.5　　字数：166千字
版　　次：2023 年 4 月第 1 版　2023 年 4 月第 1 次印刷
书　　号：ISBN 978-7-5659-2862-8
定　　价：38.00 元

前　言

　　心电图作为准确诊断某些心脏疾病最迅速、最重要的检查方法之一，普遍应用在临床各个科室。护士在监护室、普通病房、手术室、门诊等临床工作中对心电图及心电监测中异常情况的迅速识别、精准判断及准确处理，能够为患者的生命安全提供保证。

　　本书从临床实际出发，严格遵循本专业的特点与临床实际需要。共分为八章，全面涵盖了心电图基础知识、常见心律失常心电图、特殊类型心律失常心电图及常见心电学检查等内容。本书内容丰富，图文并茂，每章利用思维导图形式对相关知识进行总结梳理，并结合临床真实案例进行分析，配有相关知识链接，拓展护士心血管专业知识。本书可帮助临床护士易于准确、快速地掌握心电图知识，迅速发现病情变化，提升护士临床思维能力，为患者提供预见性护理，同时为临床诊疗提供准确依据。

　　本书既可作为护士临床技能培训及思维训练用书，也可以为相关专业人员提供帮助，适用范围较广。书中难免存在疏漏之处，恳请广大读者给予指正。

主编

目　录

第一章

心电图基础知识

 心电图概述

 导学目标

1. 了解心电图产生的原理
2. 阐述心电图的概念及心脏传导系统
3. 掌握并应用心电图导联

1. 心电图的概念

心脏在机械运动之前首先产生电活动，这种电活动可经人体组织传到体表。利用心电图机从体表记录心脏在每一个心动周期随时间变化所产生的电活动的曲线，称为心电图（electrocardiogram，ECG）。

2. 心电产生原理

心脏有效泵血功能的维持依赖于所有心肌细胞同步而有节奏的收缩，而心肌细胞的收缩是由正常的电活动提供保证的。

心肌细胞在静息状态下，细胞膜外形成一层正电荷，而细胞膜内排列了一层同等数量的负电荷，这种细胞膜内外的电位差称为静息电位。这是由 K^+ 在细胞内外分布浓度不同产生的。处于这种状态的心肌细胞膜称为极化膜，而心肌细胞的这种状态则称为极化状态。极化状态下的心肌细胞膜外任意两点之间无电位差，也无电流活动。

1

当极化状态下的心肌细胞膜上某一点受到刺激（生理情况下为窦房结传导而来的电活动）时，受刺激部位的细胞膜电阻性能下降，即细胞膜上的 Na^+ 通道被激活而开放，细胞膜外的 Na^+ 携带正电荷迅速进入细胞膜内，使细胞膜的极化状态发生逆转，称为除极。Na^+ 进入细胞膜内的时间短暂而迅速，使除极过程持续时间短暂。除极结束后，很快开始复极，但复极过程缓慢，因为此时各种离子移动是逆浓度差进行的，需要做功和耗能。复极结束后，心肌细胞又恢复到极化状态，并开始下一次的除极和复极过程（图 1-1-1）。

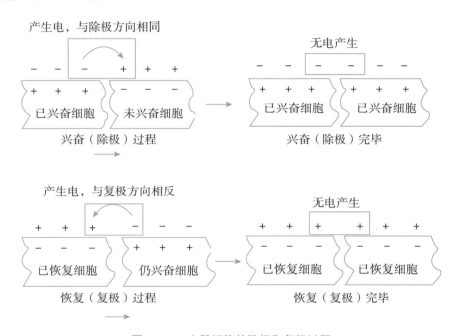

图 1-1-1　心肌细胞的除极和复极过程

3. 心脏传导系统

心脏传导系统由特殊分化的心肌纤维组成，主要功能是产生和传导冲动（表 1-1-1，图 1-1-2）。

表 1-1-1　心脏传导系统的位置和功能

组成	位置	功能
窦房结	上腔静脉与右心房交界处前下方心外膜深面	节律性兴奋，是心脏的正常起搏点
房室结	冠状窦口前上方心内膜的深面	将窦房结发出的冲动下传至心室
房室束	室间隔内，分为左、右束支至左、右心室	传导冲动至浦肯野纤维
浦肯野纤维	心内膜下层	迅速传至左、右心室肌

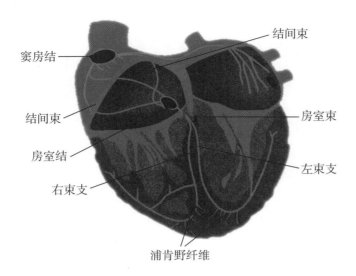

结间束

窦房结

结间束

房室束

房室结

左束支

右束支

浦肯野纤维

图 1-1-2　心脏传导系统

4．心电图导联

（1）肢体导联：包括 3 个标准导联和 3 个加压单极肢体导联。

1）标准导联亦称双极肢体导联，反映两个肢体之间的电位差。

2）标准导联的连接方式如图 1-1-3 所示。

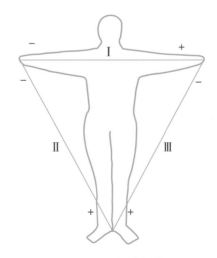

图 1-1-3　标准导联

Ⅰ导联：左上肢接心电图导线的正极，右上肢接负极，所得电位是两上肢电极电位之差。当左上肢的电位高于右上肢时，描记出的波形向上；反之则向下。

Ⅱ导联：左下肢接正极，右上肢接负极。当左下肢的电位高于右上肢时，描记出的波形向上；反之则向下。

Ⅲ导联：左下肢接正极，左上肢接负极。当左下肢的电位高于左上肢时，描记出的波形向上；反之则向下。

3）加压单极肢体导联：反映肢体电极所在部位的电位变化。Wilson 提出把左上肢、右上肢和左下肢的三个电位各通过 5000Ω 高电阻，用导线连接在一点，称为中心电端（图 1-1-4）。将这个中心电端与心电图机负极连接，探查电极与心电图机正极连接，便成为广泛用于临床的加压单极肢体导联。

4）各加压单极肢体导联的连接方式如图 1-1-5 所示。

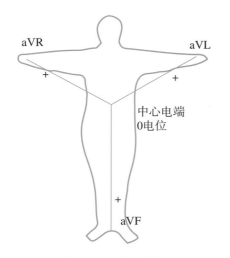

图 1-1-4　中心电端

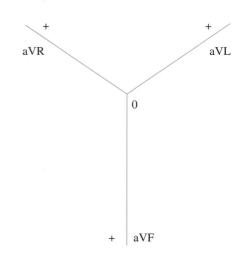

图 1-1-5　加压单极肢体导联

将电极放置在右臂（RA）、左臂（LA）和左下肢（LL）上，分别记录 RA（+）—0（-）、LA（+）—0（-）、LL（+）—0（-）之间的电位差，相对应的导联即是 aVR、aVL 和 aVF 导联。

aVR 导联：RA 正极，与 LA、LL 相连的中心电端为负极（0）。

aVL 导联：LA 正极，与 RA、LL 相连的中心电端为负极（0）。

aVF 导联：LL 正极，与 RA、LA 相连的中心电端为负极（0）。

（2）胸导联：提供心底—心尖这一轴面接近的斜横断面上的心脏电活动（图 1-1-6）。

V_1：胸骨右侧第 4 肋间

V_2：胸骨左侧第 4 肋间

V_3：V_2、V_4 连线中点

V_4：左锁骨中线第 5 肋间

V_5：左腋前线与 V_4 处于同一水平上

V_6：左腋中线与 V_4 处于同一水平上

（3）标准 12 导联包括：标准导联Ⅰ、Ⅱ、Ⅲ，加压单极肢体导联 aVR、aVL、aVF 和胸导联 V_1、V_2、V_3、V_4、V_5、V_6。

（4）标准 18 导联包括：标准 12 导联、V_3R、V_4R、V_5R、V_7、V_8、V_9。

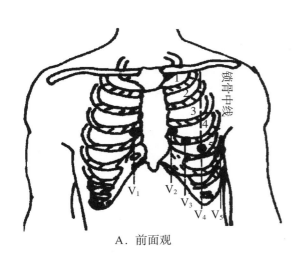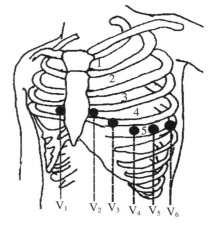

A．前面观　　　　　　　　　　　　　　B．前侧面观

图 1-1-6　胸导联电极位置

左、右上肢导联电极连接错误是什么样的？如何处理？

　　心电图表现：Ⅰ导联呈镜像样改变（波形翻转），Ⅱ、Ⅲ导联图形互换，aVR、aVL导联图形互换，aVF导联、胸导联图形不变。

　　若患者不在场或是之前记录的心电图，或者由于一过性的变化无法重新记录心电图时，可将Ⅰ导联正向波看成负向波，负向波看成正向波（或者从背面倒着看），Ⅱ导联和Ⅲ导联、aVR导联和aVF导联分别互换进行读图。建议重新描记心电图进行诊断。

（王　琳　张　赛）

 心电图参数及正常值

　导学目标

　　1．复述心电图各个波段的名称及正常范围

　　2．掌握正常心电图的组成

　　3．掌握心电图各个波段异常的意义

1. 心电图各波段的组成及命名

正常心电活动始于窦房结，兴奋心房的同时经结间束传导至房室结（激动传导在此处延迟 0.05 ~ 0.07 s），然后循希氏束、左束支、右束支、浦肯野纤维顺序传导，最后兴奋心室。这种先后有序的电激动的传播，引起一系列电位改变，形成心电图上相应的波段（图 1-2-1）。

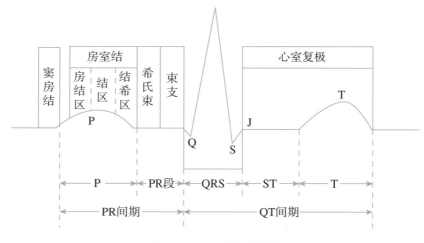

图 1-2-1　心电图的波段

临床心电学对这些波段规定了统一的名称：

（1）最早出现的幅度较小的 P 波，反映心房的除极过程。

（2）PR 段（实为 PQ 段，传统称为 PR 段）反映心房复极过程及房室结、希氏束、束支的电活动；P 波与 PR 段合计为 PR 间期，反映自心房开始除极至心室开始除极的时间。

（3）幅度最大的 QRS 波群，反映心室除极的全过程。

（4）除极完毕后，心室的缓慢和快速复极过程分别形成了 ST 段和 T 波。

（5）QT 间期为心室开始除极至心室复极完毕全过程的时间。

QRS 波群因检测电极的位置不同而呈多种形态，已统一命名如下：先出现的位于参考水平线以上的正向波称为 R 波；R 波之前的负向波称为 Q 波；S 波是 R 波之后的第一个负向波；R'波是继 S 波之后的正向波；R'波后再出现的负向波称为 S'波；如果 QRS 波只有负向波，则称为 QS 波。至于采用 Q 还是 q、R 还是 r、s 还是 S 表示，应根据其幅度大小而定。QRS 波群命名如图 1-2-2 所示。

正常心室除极始于室间隔中部，自左向右方向除极；随后左右心室游离壁从心内膜朝心外膜方向除极；左心室基底部与右心室肺动脉圆锥部是心室最后除极部位。心室肌这种规律的除极顺序，对于理解不同电极部位 QRS 波形态的形成颇为重要。

2. 心电图各波段的正常范围

成人心电图特点见图 1-2-3。

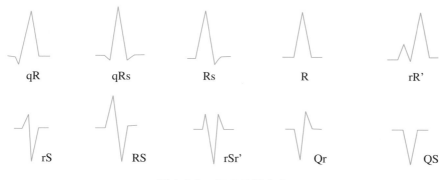

图 1-2-2　QRS 波群命名

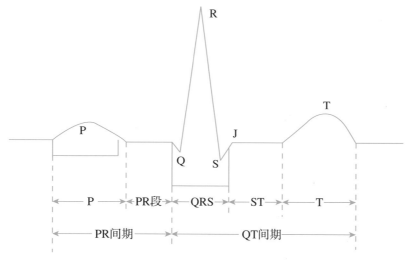

图 1-2-3　成人心电图

（1）P 波：代表左、右心房肌除极的电位变化。

1）形态：P 波的形态在大部分导联上一般呈钝圆形，有时可能有轻度切迹。心脏激动起源于窦房结，因此心房除极的综合向量是指向左、前、下的，所以 P 波方向在 Ⅰ、Ⅱ、aVF、$V_4 \sim V_6$ 导联向上，aVR 导联向下，其余导联呈双向、倒置或低平均可。

2）时限：正常人 P 波时间一般不超过 0.11 s。

3）振幅：P 波振幅在肢体导联一般小于 0.25 mV，胸导联一般小于 0.2 mV。

（2）PR 间期：从 P 波的起点至 QRS 波群的起点，代表心房开始除极至心室开始除极的时间，即表示兴奋从心房传到心室所需的时间。心率在正常范围时，成年人的 PR 间期为 0.12 ～ 0.20 s。PR 间期会随心率的变化而变化，在幼儿及心动过速的情况下，PR 间期相应缩短。在老年人及心动过缓的情况下，PR 间期可略延长，但不超过 0.22 s。

（3）QRS 波群：代表左、右心室肌除极的电位变化。

1）形态：正常人 V_1、V_2 导联多呈 rS 型，V_1 的 R 波一般不超过 1.0 mV。V_5、V_6

导联可呈 qR、qRs、Rs 或 R 型。

2）时限：正常成年人多为 0.06 ~ 0.10 s，最宽不超过 0.11 s。

3）振幅：R 波振幅不超过 2.5 mV。在 V_3、V_4 导联，R 波和 S 波的振幅大体相等，正常人的胸导联 R 波自 V_1 至 V_6 逐渐增高，S 波逐渐变小，V_1 的 R/S 小于 1，V_5 的 R/S 大于 1。aVR 导联的 QRS 主波向下，可呈 QS、rS、rSr 或 Qr 型，aVR 的 R 波振幅一般不超过 0.5 mV。aVL 与 aVF 的 QRS 波群可呈 qR、Rs 或 R 型，也可呈 rS 型。Ⅰ 导联的 R 波小于 1.5 mV，aVL 的 R 波振幅小于 1.2 mV，aVF 的 R 波振幅小于 2.0 mV。Ⅰ、Ⅱ、Ⅲ 导联的 QRS 波群在没有电轴偏移的情况下，其主波一般向上。6 个肢体导联的 QRS 波群振幅（正向波与负向波振幅的绝对值相加）一般不应都小于 0.5 mV，6 个胸导联的 QRS 波群振幅（正向波与负向波振幅的绝对值相加）一般不应都小于 0.8 mV，否则称为低电压。

4）R 峰时间（R peak time）：过去称为类本位曲折时间或室壁激动时间，指 QRS 起点至 R 波顶端垂直线的间距。如有 R 波，则应测量至 R 峰；如 R 峰呈切迹，应测量至切迹第二峰。各种波形的 R 峰时间测量方法见图 1-2-4。正常成人 R 峰时间在 V_1、V_2 导联不超过 0.04 s，在 V_5、V_6 导联不超过 0.05 s。

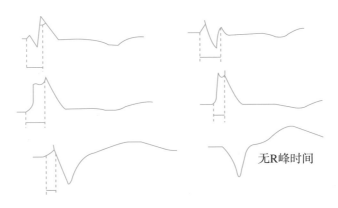

无R峰时间

图 1-2-4　各种波形的 R 峰时间测量方法

5）Q 波：除 aVR 导联外，正常的 Q 波振幅应小于同导联中 R 波的 1/4，时间应小于 0.04 s。正常人 V_1 ~ V_2 导联中不应有 q 波，但偶尔可呈 QS 型。

（4）ST 段：自 QRS 波群的终点至 T 波起点间的线段，代表心室缓慢复极过程。

ST 段多为一等电位线，有时亦可有轻微的偏移，但在任一导联，ST 段下移一般不应超过 0.05 mV；ST 段上抬在 V_1 ~ V_2 导联一般不超过 0.3 mV，V_3 不超过 0.5 mV，V_4 ~ V_6 导联与肢体导联不超过 0.1 mV。

（5）T 波：代表左、右心室快速复极时的电位变化。

1）形态：在正常情况下，T 波的方向大多和 QRS 主波的方向一致。T 波方向在 Ⅰ、Ⅱ、V_4 ~ V_6 导联向上，aVR 导联向下，Ⅲ、aVL、aVF、V_1 ~ V_3 导联可以向上、双向或向下。若 V_1 的 T 波向上，则 V_2 ~ V_6 导联就不应再向下。

2）振幅：在正常情况下，除 Ⅲ、aVL、aVF、V_1 ~ V_3 导联外，T 波的振幅一般不应低于同导联 R 波的 1/10。T 波在胸导联有时可高达 1.2 ~ 1.5 mV，尚属正常。

（6）QT 间期：指 QRS 波群的起点至 T 波终点的间距，代表心室肌除极和复极全过程所需的时间。

QT 间期长短与心率的快慢密切相关，心率越快，QT 间期越短，反之则越长。心率在 60 ～ 100 次 / 分时，QT 间期的正常范围应为 0.32 ～ 0.44 s。由于 QT 间期受心率的影响很大，所以常用校正的 QT 间期，通常采用 Bazett 公式计算：$QTc = QT / \sqrt{R-R}$。QTc 就是 RR 间期为 1 s（心率 60 次 / 分）时的 QT 间期。QTc 的正常上限值一般为 0.44 s，超过此时限即属延长。

（7）U 波：是在 T 波之后 0.02 ～ 0.04 s 出现的振幅很低小的波，代表心室后继电位，其产生机制目前仍尚未完全清楚。U 波方向大体与 T 波相一致。在胸导联较易见到，尤其在 V_3 导联较为明显。U 波明显振幅增高常见于血钾过低。

【附】小儿心电图特点

为了正确评价小儿心电图，需充分认识其特点。小儿的生理发育过程迅速，其心电图变化也较大。总的趋势可概括为自起初的右室占优势型转变为左室占优势的过程，其具体特点可归纳如下：

（1）小儿心率较成人为快，至 10 岁以后即可大致保持为成人的心率水平（60 ～ 100 次 / 分）。小儿的 PR 间期较成人为短，7 岁以后趋于恒定（0.10 ～ 0.17 s），小儿的 QTc 间期较成人略长。

（2）小儿的 P 波时限较成人稍短（儿童 < 0.09 s），P 波的电压于新生儿较高，以后则较成人为低。

（3）婴幼儿常呈右室占优势的 QRS 图形特征。Ⅰ 导联有深 S 波；V_1（V_3R）导联多呈高 R 波，而 V_5、V_6 导联常出现深 S 波；V_1R 电压随年龄增长逐渐减低，V_5R 逐渐增高。小儿 Q 波较成人为深（常见于 Ⅱ、Ⅲ、aVF 导联）；3 个月以内婴儿的 QRS 初始向量向左，因而 V_5、V_6 常缺乏 q 波。新生儿期的心电图主要呈"悬垂型"，心电轴 > +90°，以后与成人大致相同。

（4）小儿 T 波的变异较大，于新生儿期，其肢体导联及右胸导联常出现 T 波低平、倒置。

---

3. 心电轴测量

（1）概念

心电轴通常指平均 QRS 心电轴（mean QRS axis），它是心室除极过程中全部瞬间向量的综合（平均 QRS 向量），借以说明心室在除极过程这一总时间内的平均电势方向和强度。它是空间性的，但心电图学中通常指投影在额面上的心电轴，可用任何两个肢体导联的 QRS 波群的振幅或面积计算出心电轴。一般采用心电轴与 Ⅰ 导联正（左）侧段之间的角度来表示平均心电轴的偏移方向。除测定 QRS 波群电轴外，还可用同样的方法测定 P 波和 T 波电轴。正确测量心电轴对心电图的诊断具有很大的临床意义，现在临床常用的测量心电轴的方法有以下三种：

1）目测法

最简单的方法是目测Ⅰ和Ⅲ导联QRS波群的主波方向，估测电轴是否发生偏移：若Ⅰ和Ⅲ导联的QRS主波均为正向波，可推断电轴不偏；若Ⅰ导联出现较深的负向波，Ⅲ导联主波为正向波，则属电轴右偏；若Ⅲ导联出现较深的负向波，Ⅰ导联主波为正向波，则属电轴左偏（图1-2-5）。

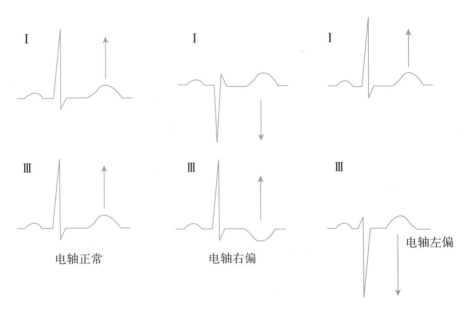

图1-2-5　平均QRS心电轴简单目测法
箭头示QRS波群主波方向

2）作图法

①用Ⅰ与Ⅲ导联测量心电轴

临床上测量心电轴最常用的方法是测量Ⅰ与Ⅲ导联QRS振幅，然后求出额面QRS电轴（图1-2-6）。

计算出Ⅰ与Ⅲ导联QRS波群振幅的代数和，Ⅰ导联呈rS型，1-5=-4；Ⅲ导联呈qRs型，9-3=6。

找出垂直于Ⅰ导联-4与Ⅲ导联+6的交点E，连接中心点O与E，OE所指方向就是心电轴的方向。

②用Ⅰ与Ⅲ导联QRS面积测量心电轴（图1-2-7）

导联Ⅰ的R波高度为12，q波深度为1.2，R-q=10.8，而Ⅲ导联中，R波高度为2.5，S波深度为12.2，R-S=2.5-12.2=-9.7，以这两个值分别在Ⅰ导联及Ⅲ导联上画出垂直线，求得其交叉点，O点与该交叉点所形成的直线便代表该患者的额面心电轴（-25°）。用QRS面积计算出的心电轴为-14°。

③用Ⅰ与aVF导联测量心电轴（图1-2-8，图1-2-9）

用Ⅰ与aVF这两个正交导联测量P、R、T电轴，并被认为是最佳方法。从定量的角度看，标准导联的电压比加压单极导联电压力大1.13倍。有学者用Ⅰ导联与校正后的aVF导联测量心电轴，即对aVF导联所测得的振幅代数和乘以1.13后，再作

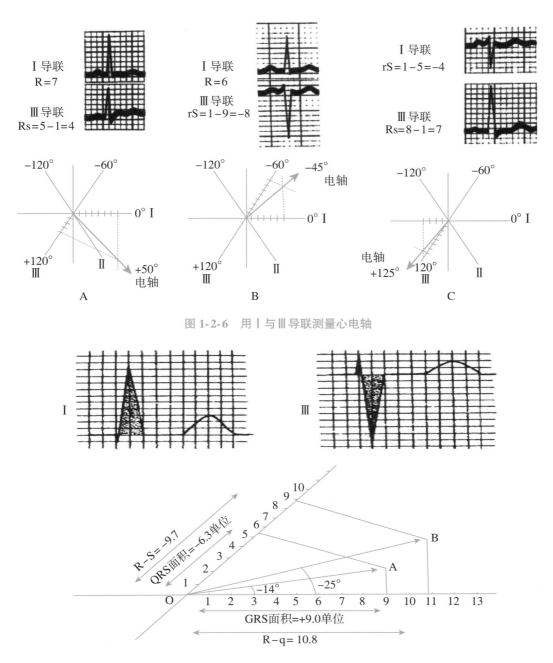

图 1-2-6 用 I 与 III 导联测量心电轴

图 1-2-7 用 I 与 III 导联 QRS 面积测量心电轴

垂直测量，将所得的结果与 I 和 III 导联法进行 F 检验及相关性分析。结果显示，I 与 aVF 导联法和 I 与 III 导联法测量出的心电轴有良好的相关性，无统计学差异。I 与 aVF 导联正好构成一个直角坐标。根据两者振幅的代数和就可在坐标中找到相应的对应点，估计出相应的位置。I 与 aVF 导联测量心电轴相关性好，重复性好，因为 III 导联 QRS 波形常受呼吸影响而发生明显改变，而 aVF 导联波形较为固定，适合医师和心电图工作者应用。

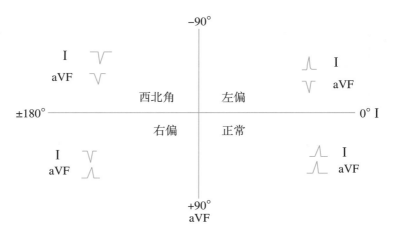

图 1-2-8 用 Ⅰ 与 aVF 导联测量心电轴

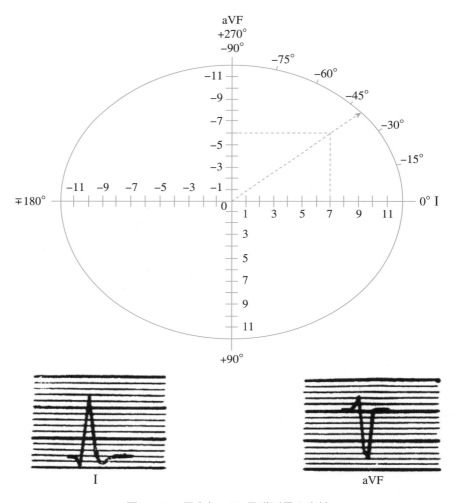

图 1-2-9 用 Ⅰ 与 aVF 导联测量心电轴

3）查表法

为了加快坐标图测定法的速度，人们按照Ⅰ与Ⅲ导联振幅的代数和（整数值）来绘制心电轴表。当测出这两个导联的代数和值时，直接查表就可得知心电轴偏移的度数，大大简化了坐标图测定法，缩短了测定时间。

心电轴判断：

1985 年世界卫生组织及国际心脏联盟协会主张所有的计算机心电图分析程序都应使用面积法确定 QRS 平均电轴，并推荐平均心电轴的偏移标准。最新版《诊断学》教材中，正常心电轴范围为 −30° ~ +90°（图 1-2-10）。

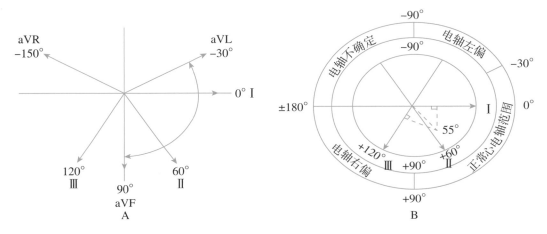

图 1-2-10　心电轴范围

中国专家建议：

正常心电轴范围：额面 QRS 平均电轴为 −30° ~ +90°

①−30° ~ −90°，电轴左偏

②+90° ~ +180°，电轴右偏

③−90° ~ +180°，电轴不确定

（2）QRS 电轴的临床意义

正常人额面 QRS 平均电轴在 −30° ~ +90° 之间，平均58°。心电轴随年龄的增长而发生变化，新生儿 QRS 电轴可右偏 +120° 左右，这是右室占优势的缘故。出生6 个月以后，左室发育逐渐占据优势，电轴渐渐转为正常。

测定心电轴有助于了解以下情况：

1）QRS 电轴左偏

①儿童电轴左偏：儿童 QRS 电轴左偏少见，见于先天性心脏病原发孔型房间隔缺损等。儿童电轴左偏可除外法洛四联症。

②成人电轴左偏：常见于多种病因所致的左室肥大、左束支阻滞、左前分支阻滞、预激综合征、下壁心肌梗死等。

2）QRS 电轴右偏

①儿童电轴右偏：儿童期 QRS 电轴右偏者可能是先天性心脏病引起的右室肥大。

②成人电轴右偏：成人生理性电轴右偏少见。明显电轴右偏见于成人先天性心脏

病、风湿性心脏病、肺心病、肺气肿所致的右室肥大、预激综合征、左后分支阻滞、高侧壁心肌梗死等。

3）QRS 电轴不确定

QRS 电轴不确定见于 S Ⅰ、S Ⅱ、S Ⅲ综合征（最常见的是右室肥厚，或者肺心病导致的右心受累引起的心电图改变）、右室肥大合并束支阻滞及其分支阻滞、大面积心肌梗死、弥漫性室内异常等。在宽 QRS 心动过速中，若 QRS 电轴不确定，则多为室性心动过速。

4.心电图测量

（1）根据心电图测量心率

测量 15 cm 长心电图内 P 波或 QRS 波群出现的数目，然后该数目乘以 10 即得心率（图 1-2-11）。

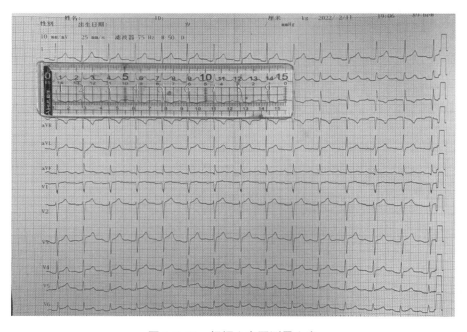

图 1-2-11　根据心电图测量心率

图 1-2-11 所示的患者 15 cm 长心电图内 QRS 波群出现的数目为 9，所以该患者心率为 9×10=90 次 / 分。

（2）根据心电图测量各波段的振幅（图 1-2-12）

1）测量 P 波

选择 P 波振幅最大的导联，作为 P 波的最大振幅。从基线上缘垂直测量至 P 波顶峰，为正向 P 波振幅；从基线下缘垂直测量到 P 波底部，为负向 P 波振幅。

2）QRS 波群、J 点、ST 段、T 波和 U 波振幅的测量统一采用 QRS 起始水平线作为参考水平。

QRS 波群开始的水平线用作参考水平。正向波成分（R、R'等）从水平线上缘垂

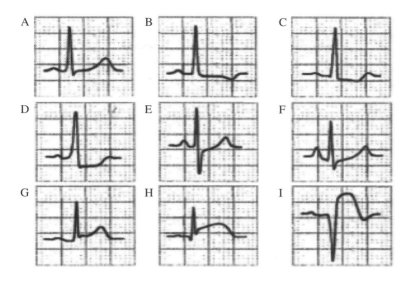

图 1-2-12　根据心电图测量各波段的振幅

A. 正常 ST 段；B. 水平型压低伴 T 波倒置；C. 下斜型压低；D. 水平型压低；E. J 点压低(ST 段上斜型压低)；F. 心房复极向量引起假性 ST 段压低；G. 凹面向上型抬高；H、I. 弓背向上型抬高

直测量到波峰；负向波（Q、S 等）自水平线下缘垂直测量到波的底部。

3）测量 ST 段

ST 段呈水平型下移时，测量 ST 段水平部与 QRS 起始部的垂直距离，ST 段呈上斜型或下斜型移位时，在 J 点后 80 ms 处测量，并说明 ST 段移位的程度和形态。

4）测量 T 波

正向 T 波自参考水平线上缘垂直测量至波顶点，负向 T 波自参考水平线下缘垂直测量到波底端。U 波测量与 T 波相同。

（3）根据心电图测量各波段的时间

1）P 波时间

在多导同步记录的心电图上，P 波的时间测量应是自最早出现 P 波导联的起点至最晚的 P 波终点。而单导联心电图上，应选择 12 导联中最宽的 P 波进行测量（图 1-2-13）。

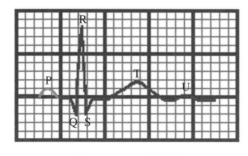

图 1-2-13　P 波时间

2）PR 间期

在多导同步记录的心电图上测得的 PR 间期比较精确，应在同步记录的 Ⅰ、Ⅱ、Ⅲ导联或 12 导联中测量最早的 P 波起点至最早的 QRS 起点的间距（图 1-2-14）。

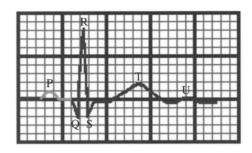

图 1-2-14　PR 间期

3）QRS 时间

在多导同步记录的心电图中应将同步导联中最早的 QRS 起点至最晚的 QRS 终点作为 QRS 时间。在单导联心电图中，应选择 12 导联最宽的 QRS 进行测量（图 1-2-15）。

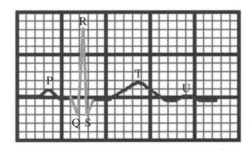

图 1-2-15　QRS 时间

4）QT 间期

QRS 起点至 T 波终点的时距为 QT 间期。在测量 QT 间期时不能把 U 波计算在内（图 1-2-16）。

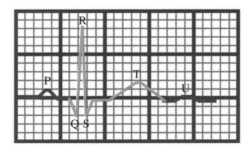

图 1-2-16　QT 间期

（4）根据心电图目测心电轴

Ⅰ、Ⅲ导联 QRS 波主波方向的判断方法：

无偏移时，Ⅰ、Ⅲ导联 QRS 波主波均向上（图 1-2-17）。

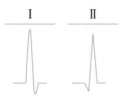

图 1-2-17　无偏移时的Ⅰ、Ⅲ导联 QRS 波

左偏时，Ⅰ导联主波向上，Ⅲ导联主波向下（图 1-2-18）。

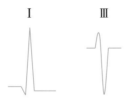

图 1-2-18　左偏时的Ⅰ、Ⅲ导联 QRS 波

右偏时，Ⅰ导联主波向下，Ⅲ导联主波向上（图 1-2-19）。

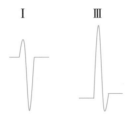

图 1-2-19　右偏时的Ⅰ、Ⅲ导联 QRS 波

快速识图小贴士

◇ 记忆口诀：口对口左边走，尖对尖向右偏

（5）心电轴偏移的临床意义

1）左偏：-30° ~ -90°，左心室肥大、左前分支阻滞。

2）右偏：+90° ~ +180°，右室肥大和左后分支阻滞。

3）电轴不确定（极度右偏）：-90° ~ +180°，先天性心脏病，也可以发生在正常人（正常变异）。

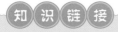

心电图记录纸上的方格代表什么?

　　心电图记录纸上有纵线和横线。纵线代表电压,用 mV 表示,特殊情况下可用 mm 表示;横线代表时间,用 s 或 ms 表示。

　　通常心电图记录走纸速度为 25 mm/s,故每一小格代表 0.04 s,每一大格(5 个小格)代表 0.2 s。

　　定标电压是 10 mm(10 个小格),为 1 mV,故每一小格代表 0.1 mV,每一大格代表 0.5 mV。

5. 心电图操作技术

（1）心电图机各导联的放置位置

肢体导联位置:

右上肢 RA

左上肢 LA

左下肢 LL

右下肢 RL

胸导联位置（图 1-2-20）:

V_1：胸骨右侧第 4 肋间

V_2：胸骨左侧第 4 肋间

V_3：V_2、V_4 连线中点

V_4：左锁骨中线第 5 肋间

V_5：左腋前线与 V_4 处于同一水平上

V_6：左腋中线与 V_4 处于同一水平上

V_7：左腋后线 V_4 水平

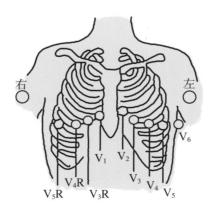
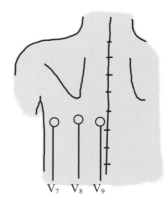

图 1-2-20　胸导联

V_8：左肩胛下线 V_4 水平

V_9：左脊柱旁线 V_4 水平

V_3R：V_1 和 V_4R 两点连线中点

V_4R：第 5 肋间隙右锁骨中线上

V_5R：第 5 肋间隙右腋前线上

操作技术小贴士

◇ 急性、慢性心力衰竭患者不能采取仰卧位时，可采取坐位检查。

（2）做心电图前患者的准备

在做心电图之前，要让患者情绪平稳 5 ~ 10 分钟，避免剧烈活动、情绪激动。然后采取仰卧位躺在床上，全身肌肉放松，平稳呼吸，保持安静，切勿讲话或移动体位，并露出手腕、脚腕，掀开胸前的衣服，露出胸壁。

（3）做心电图中的注意事项

1）如果患者放置电极部位的皮肤有污垢或毛发过多，则应预先清洁皮肤或剃毛。应用生理盐水涂擦放置电极处的皮肤。

2）必要时应加做其他胸导联，女性乳房下垂者应托起乳房，将 V_3、V_4、V_5 电极安放在乳房下缘胸壁上。

3）老年人皮肤松弛者，可拉紧电极放置处周围的皮肤，以使得电极放置处皮肤绷紧。

（4）常见伪差心电图的识别和处理

1）肌肉震颤

患者过度紧张、疼痛、四肢肌肉未能放松时引发肌肉震颤。心电图示基线上快速而不规则的细小芒刺样波形。应嘱患者放松肢体，并按下滤波键。

2）肢体活动

患者烦躁、肢体大幅度活动时，心电图示较大幅度的改变。应与患者及家属做好沟通，请求配合。

3）交流电干扰

心电图附近使用其他电器时产生交流电干扰。应检查患者皮肤与导联是否连接紧密，电极板有无不洁或生锈、环境中有无使用交流电的仪器等。应按下抗交流电干扰键。

4）呼吸运动

患者呼吸幅度过大，会造成基线随呼吸运动有规律地上下起伏。应与患者进行沟通，避免紧张，调整呼吸机，或者屏住呼吸。

（5）描记常规 12 导联心电图后需加做心电图的异常情况

如 V_1、V_2 导联 R 波较高，或可疑后壁心肌梗死，应加做 V_7 ~ V_9 导联；可疑右室梗死者，应加做 V_3 ~ V_5R 导联。

（6）心电图机的维护

1）做完心电图后必须擦净电极。

2）根据科室使用频次按时进行检测并记录、保存检测结果。

3）导联电缆的芯线或屏蔽容易折断损坏，尤其是靠近两端的插头处，因此使用时切忌用力牵拉或扭曲，收藏时应盘成直径较大的圆环，或悬挂放置，避免扭转或锐角折叠。

4）交直流两用的心电图机，应按说明要求定期充电，以利延长电池使用寿命。

5）心电图主机应避免高温、日晒、受潮、尘土或撞击，用毕盖好防尘罩。

6）由医疗仪器维修部门定期检测心电图机的性能。热笔记式心电图机应根据记录纸的热敏感度和走纸速度调整热笔的压力和温度。

（王　爽　赵　娟　张亚飞　范丹丹　张盛楠　郭　健）

第二章

窦性心律失常心电图

窦性心动过速

导学目标

1. 描述窦性心律失常的类型
2. 复述各类型窦性心律失常的心电图特点
3. 运用临床思维方法准确快速地判读心电图
4. 掌握各类型窦性心律失常的护理要点

病例

　　患者女性，52 岁，主因"心悸、易怒、乏力 1 个月"以心律失常收入院。

　　既往史：甲状腺功能亢进 3 年，曾服用甲巯咪唑片规律治疗 18 个月后停药。

　　体格检查：体温 36.2 ℃，呼吸 20 次/分，心率 120 次/分，血压 129/76 mmHg。甲状腺轻度肿大，四肢肌力正常，双手细震颤。入院心电图如图 2-1-1 所示。

病例（续）

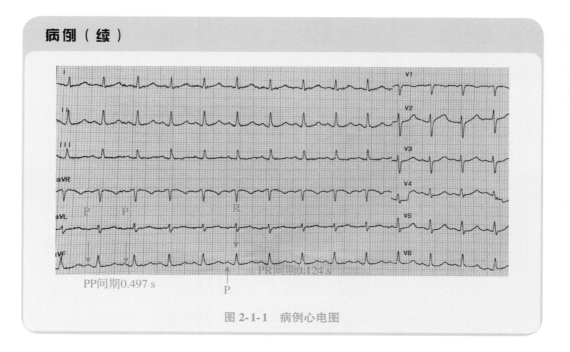

PP间期0.497 s

PR间期0.124 s

P

图 2-1-1　病例心电图

快速识图小贴士

◇ P 波具有窦性心律特征
◇ P 波频率大于 100 次 / 分

1. 结合病例和心电图请思考，该患者的心电图诊断是什么？

窦性心动过速。

2. 诊断依据和思维过程是什么？

（1）第一步 观察 P 波形态和起源：P 波在 Ⅰ 、 Ⅱ 、aVF、$V_4 \sim V_6$ 导联直立，aVR 导联倒置，由此判定其为窦性心律。

（2）第二步 观察 PR 间期及心率：PR 间期 0.124 s。

（3）第三步 用 PP 间期计算心率，判断心电图为规则窦性心律，60÷PP 间期 0.497 s，则心率为 120 次 / 分。

3. 窦性心动过速的病因是什么？

健康人在吸烟、饮茶或咖啡、饮酒、体力劳动或情绪激动时可能出现窦性心动过速；也可见于某些病理状态，如发热、甲状腺功能亢进症、贫血、休克、心肌缺血、充血性心力衰竭以及应用肾上腺素、阿托品等药物时。

4. 窦性心动过速的治疗要点是什么？

应针对不同病因和诱发因素进行治疗，如治疗心力衰竭、纠正贫血、控制甲状腺功能亢进症等；如无器质性病变，患者无心悸、头晕等症状，则不必治疗。

5. 窦性心动过速患者住院期间的护理观察要点及护理措施有哪些？

（1）嘱患者作息规律，避免劳累、饮茶或咖啡、情绪激动或紧张、快速改变体位等，一旦有头晕、黑矇等先兆，立即平卧，以免发生跌倒等不良事件。

（2）密切观察生命体征及心电图的变化，发现心悸加重、乏力、头晕应立即报告医生，遵医嘱给予处理，积极对原发病进行治疗。

（3）患者如有心功能不全，输液速度不宜过快，以免加重心功能不全。

（4）必要时遵医嘱给药，观察给药效果及不良反应，做好护理记录。

知识链接

窦性心动过速心电图诊断标准

P 波在 Ⅰ、Ⅱ、aVF 导联直立，aVR 导联倒置；PR 间期为 0.12～0.20 s；P 波频率大于 100 次/分。

低钾与异位心律

血钾降低至 3.5 mmol/L 以下时，使起搏细胞舒张期除极速度增加，且可以使心室肌细胞成为起搏细胞，所以低钾引起自律性增加，可出现各种异位心律，如各部位的期前收缩及心动过速。

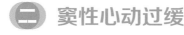

二　窦性心动过缓

导学目标

1. 复述窦性心动过缓的心电图特点
2. 运用临床思维方法准确快速地判读心电图
3. 掌握窦性心动过缓的护理要点

病例

患者女性，68 岁，主因"乏力、心悸、胸闷 10 余天"以心律失常入院。

既往史：甲状腺功能减退 5 年，曾间断服用"左甲状腺素钠"治疗，未规律复查。

体格检查：体温 36.1 ℃，呼吸 16 次 / 分，心率 56 次 / 分，血压 120/61 mmHg。入院心电图如图 2-2-1 所示。

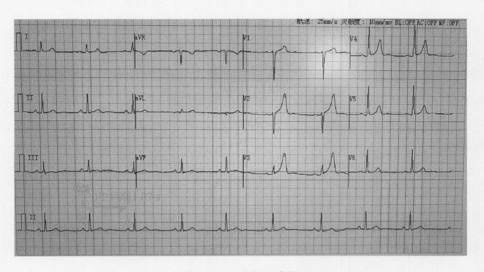

图 2-2-1 病例心电图

快速识图小贴士

◇ P 波具有窦性心律特征

◇ P 波频率小于 60 次 / 分

1. 结合病例和心电图请思考，该患者的心电图诊断是什么？

窦性心动过缓。

2. 诊断依据和思维过程是什么？

（1）第一步 观察 P 波，判断心律：P 波在 Ⅰ、Ⅱ、aVF、$V_4 \sim V_6$ 导联直立，aVR 导联倒置，由此判定其为窦性心律。

（2）第二步 观察 PP 间期：PP 间期正常应在 0.6 ~ 1.0 s，大于 1.0 s 说明心率小于 60 次 / 分，由此判断为窦性心动过缓。

3. 窦性心动过缓的病因是什么？

窦性心动过缓常因为迷走神经张力亢进或交感神经张力减弱以及窦房结器质性疾病引起。常见原因：

（1）生理状态：迷走神经张力增加时可出现心率慢，主要见于运动员、老年人和睡眠时，部分人甚至可低于 40 次 / 分。

（2）心脏疾病：器质性心脏病如心肌炎、心肌病、冠心病时均可出现窦性心动过缓。急性心肌梗死尤其是下壁心肌梗死，更易出现窦性心动过缓，但往往是一过性的。窦性心动过缓可以是病态窦房结综合征的一种表现，多由窦房结变性、纤维化等所致。

（3）药物作用：应用洋地黄类、β 受体阻滞剂、钙通道阻滞剂、普罗帕酮等药物时可出现窦性心动过缓。

（4）其他：如低温、甲状腺功能减退、严重缺氧、颅内压增高、血钾过高等病理状态下也可出现窦性心动过缓。

4. 窦性心动过缓的治疗要点是什么？

（1）生理性窦性心动过缓患者或无症状患者一般无须治疗。

（2）病理性心动过缓，如心率低于 40 次 / 分且出现心排血量不足的症状，可应用阿托品、麻黄碱或异丙肾上腺素等药物。

（3）显著窦性心动过缓伴窦性停搏、出现晕厥且药物疗效不佳者可考虑安装人工心脏起搏器。

5. 窦性心动过缓患者住院期间的护理观察要点及护理措施有哪些？

（1）病情观察：密切观察生命体征及心电图的变化，必要时给予心电监测，发现异常时应立即报告医生，遵医嘱给予处理。

（2）评估心律失常可能引起的临床症状，患者出现胸闷、心悸、头晕等不适时采取高枕卧位、半卧位。必要时遵医嘱予鼻导管吸氧以缓解症状。尽量避免左侧卧位，因左侧卧位时能感觉到心脏的搏动而使不适感加重。

（3）嘱患者注意劳逸结合，生活规律，无器质性心脏病者应积极参加体育锻炼，一旦有头晕、黑矇等先兆，立即平卧，以免发生跌倒等不良事件。

（4）备好阿托品、异丙肾上腺素等纠正心律失常的药物，备好临时起搏器，并遵医嘱配合处理，做好护理记录。

知 识 链 接

病态窦房结综合征

病态窦房结综合征（sick sinus syndrome，SSS）简称病窦综合征，是由窦房结病变导致功能减退，产生多种心律失常的综合表现。患者可在不同时间出现一种以上的心律失常，常同时合并心房自律性异常，部分患者同时有房室传导功能障碍。

主要表现包括：①非药物引起的持续而显著的窦性心动过缓（50 次 / 分以下）；②窦性停搏与窦房传导阻滞；③窦房传导阻滞与房室传导阻滞并存；④心动过缓 - 心动过速综合征（bradycardia-tachycardia syndrome），是指心动过缓与房性快速性心律失常（心房扑动、心房颤动或房性心动过速）交替发作。

其他心电图改变：①未应用抗心律失常药物的情况下，心房颤动的心室率缓慢，或其发作前后有窦性心动过缓和（或）一度房室传导阻滞；②变时功能不全，表现为运动后心率提高不显著；③房室交界区性逸搏心律等。

三 窦性心律不齐

导学目标

1. 复述窦性心律不齐的心电图特点
2. 运用临床思维方法准确快速地判读心电图
3. 掌握窦性心律不齐的护理要点

病例

患者男性，18 岁，体检发现心律不齐。

既往史：体健。

体格检查：体温 36.2 ℃，呼吸 17 次 / 分，心率 64 次 / 分，血压 125/62 mmHg。入院心电图如图 2-3-1 所示。

病例（续）

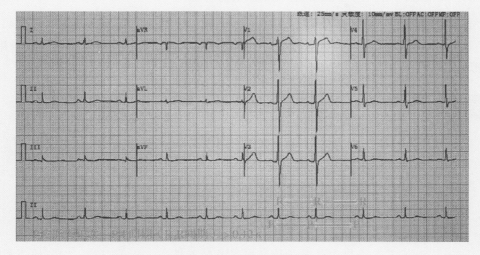

图 2-3-1　病例心电图

快速识图小贴士

◇ P波具有窦性心律特征

◇ 在同一导联PP间期差值 > 0.12 s

1. 结合病例和心电图请思考，该患者的心电图诊断是什么？

窦性心律不齐。

2. 诊断依据和思维过程是什么？

（1）第一步　观察P波，判断心律：P波在Ⅰ、Ⅱ、aVF、V_4 ~ V_6导联直立，aVR导联倒置，由此判定其为窦性心律。

（2）第二步　测量同一导联PP间期：PP间期的差值 > 0.12 s。

3. 窦性心律不齐的病因是什么？

（1）呼吸型窦性心律不齐：随呼吸改变，吸气时间期缩短，心率增加，呼气时相反。多见于青少年且心脏正常者。

（2）非呼吸型窦性心律不齐：可见于老年人，尤其是冠状动脉硬化性心脏病者，也可见于颅内压增高、脑血管意外以及洋地黄、阿托品、吗啡等药物作用时。

4. 窦性心律不齐的治疗要点是什么？

单纯的窦性心律不齐如果不伴有器质性心脏病，多为正常的生理现象，通常不需要治疗。

5．窦性心律不齐患者的护理观察要点有哪些？

（1）定期复查心电图变化。

（2）伴有器质性疾病患者密切观察相应疾病症状，发现异常时及时通知医生并配合处理。

知　识　链　接

窦性心律不齐的心电图诊断标准

①P 波形态正常，PR 间期差异

②同一导联 PP 间期差值＞ 0.12 s

窦性心律不齐的定义

窦性心律不齐是指由于窦房结发出的激动不规则，从而心房、心室的节律不齐，为常见的心律失常之一。

四　窦性停搏

导学目标

1．复述窦性停搏的心电图特点

2．运用临床思维方法准确快速地判读心电图

3．掌握窦性停搏的护理要点与急救措施

病例

患者男性，68 岁，主因"胸闷、胸痛伴短暂意识丧失 1 小时"以急性心肌梗死入院。

既往史：慢性心力衰竭 20 余年，口服地高辛 0.125 mg QD8，呋塞米片 20 mg QD8。高血压 20 余年，血压最高 180/110 mmHg，服用琥珀酸美托洛尔

病例（续）

缓释片 47.5 mg QD，未规律监测血压。高脂血症 20 余年，口服阿托伐他汀钙片 20 mg QN。

体格检查：体温 36.2 ℃，呼吸 17 次 / 分，心率 49 次 / 分，血压 125/62 mmHg，心脏听诊心音不齐。入院心电图如图 2-4-1 所示。

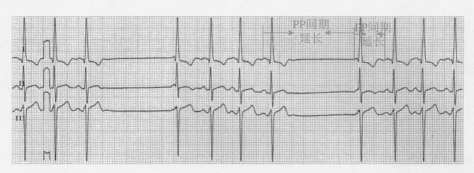

图 2-4-1 病例心电图

快速识图小贴士

◇ 较正常 PP 间期显著延长的间期内无 P 波发生，或 P 波与 QRS 波均不出现

◇ 延长的 PP 间期与基本的窦性 PP 间期之间无倍数关系

1. 结合病例和心电图请思考，该患者的心电图诊断是什么？

窦性停搏。

2. 诊断依据和思维过程是什么？

（1）第一步 观察基础心律起源，以 P 波判断心律：P 波在Ⅰ、Ⅱ、aVF、V_4～V_6 导联直立，aVR 导联倒置，由此判定其为窦性心律。

（2）第二步 计算心率：49 次 / 分，为心动过缓。

（3）第三步 观察 PP 间期：PP 间期显著延长，且与基本的窦性 PP 间期之间无倍数关系，由此判定其为窦性停搏，或窦性静止。

3. 窦性停搏的病因是什么？

窦性停搏多见于窦房结变性与纤维化、急性下壁心肌梗死、脑血管意外等病变以及迷走神经张力增加或颈动脉窦过敏；此外，应用洋地黄类药物、乙酰胆碱等药物亦可引起窦性停搏。

4. 窦性停搏的治疗要点是什么？

应针对不同病因进行针对性治疗，如无器质性病变，患者无心悸、头晕等症状，不必治疗。出现较长间歇的窦性停搏或频繁发作时，应及时采取措施，如应用阿托品、异丙肾上腺素等药物，必要时可安装起搏器治疗。

5. 窦性停搏患者住院期间护理观察要点及护理措施有哪些？

（1）遵医嘱予心电、血压监测，密切观察生命体征及心电图的变化，发现异常时应立即报告医生，遵医嘱给予处理。

（2）嘱患者卧床休息，避免剧烈活动，防止出现黑矇、意识丧失、晕厥等不适时发生跌倒、坠床事件。

（3）备好阿托品、异丙肾上腺素及其他抢救药品，备好临时起搏器，并遵医嘱配合处理，做好护理记录。

（4）必要时做好永久起搏器术前准备及术后护理。

知 识 链 接

窦性停搏的概念

窦性停搏（sinus pause）或窦性静止（sinus arrest）是指窦房结不能产生冲动。心电图表现为在较正常 PP 间期显著延长的间期内无 P 波发生，延长的 PP 间期与基本的窦性 PP 间期之间无倍数关系。长时间的窦性停搏后，下位的潜在起搏点如房室交界处或心室可发出单个逸搏或逸搏心律。

窦性停搏的结局

过长时间的窦性停搏（> 3 s）且无逸搏发生时，患者可出现黑矇、短暂意识障碍或晕厥，严重者可发生阿 - 斯（Adams-Stokes）综合征，甚至死亡。

（乔红梅　李　薇　拓丽丽　高　严　王京燕）

【附】窦性心律失常思维导图

窦性心律失常

①窦性心动过速
- PR间期在0.12~0.2 s
- 心率大于100次/分

②窦性心动过缓
- PP（或RR）间期超过1 s
- 心率小于60次/分

③窦性心律不齐
- PP（或RR）间期超过1 s
- 同一导联PP间期（或RR间期）差值大于0.12 s

④窦性停搏
- PP间期显著延长期间内无P波发生，或P波与QRS波均不出现
- 延长的PP间期与基本的窦性PP间期无倍数关系

第三章

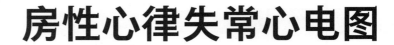

房性心律失常心电图

一 房性期前收缩

 导学目标

1. 复述房性期前收缩的心电图特点
2. 运用临床思维方法准确快速地判读心电图
3. 掌握房性期前收缩的护理要点

病例

　　患者男性，56岁，主因"间断心悸、上腹部不适半年"以心律失常入院。患者平日睡眠差，紧张、激动后症状加重，休息后可缓解。

　　既往史：体健。

　　体格检查：体温36.0 ℃，呼吸17次/分，血压120/72 mmHg，心率80次/分，律不齐。入院心电图如图3-1-1所示。

病例（续）

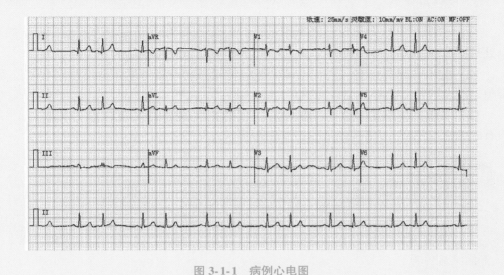

图 3-1-1　病例心电图

快速识图小贴士

◇ 提前出现房性 P' 波

◇ P'R 间期 > 0.12 s

1. 结合病例和心电图请思考，该患者的心电图诊断是什么？

窦性心律，房性期前收缩。

2. 诊断依据和思维过程是什么？

（1）第一步：在 Ⅱ、Ⅲ、aVF 导联 P 波直立，aVR 导联 P 波倒置，QRS 波群后可见提前出现的房性 P' 波，形态与窦性 P 波有一定差异。

（2）第二步：P-R 间期大于 0.12 s，代偿间歇多不完全。

（3）QRS 波群正常。

3. 房性期前收缩的病因是什么？

各种器质性心脏病、慢性肺部疾病、内分泌疾病、电解质紊乱及药物对心肌存在毒性作用时，会出现房性期前收缩；另外，房性期前收缩在各年龄组正常人群中均可发生，儿童少见，中老年人较多见。

4. 房性期前收缩的治疗要点是什么？

房性期前收缩发作不频繁，不伴有明显症状，可暂不予以特殊处理。若频繁发作且伴明显症状，应适当治疗。治疗包括避免诱因、消除症状、控制房性期前收缩发作。

5．房性期前收缩患者住院期间的护理观察要点及护理措施有哪些？

（1）密切观察生命体征及心电图的变化，发现异常应立即报告医生，遵医嘱予以处理。

（2）嘱患者充分休息、适当活动，避免情绪激动或精神紧张、快速改变体位等，避免烟酒及浓茶、咖啡等刺激性饮料。

（3）对于症状明显的患者，遵医嘱予药物治疗，常用药物首选β受体阻滞剂（如酒石酸美托洛尔片）、维拉帕米、普罗帕酮等。

知识链接

口服酒石酸美托洛尔片的注意事项

①遵医嘱按时规律服药，不得漏服、多服、少服。停药时，应逐渐减量，不能突然停用。

②防止突然停药引起心绞痛等不适症状。

③服药期间密切监测心率变化，如心率小于60次/分、血压低于90/60 mmHg，应暂停服用，及时就诊。

④注意观察不良反应：如出现疲劳、头痛、头晕、腹痛、恶心呕吐、腹泻和便秘等，反应轻微时，可继续观察。心动过缓、血压过低时，应及时就医。

二　房性心动过速

导学目标

1．复述房性心动过速的心电图特点

2．运用临床思维方法准确快速地判读心电图

3．掌握房性心动过速的护理要点

病例

患者男性，45岁，主因"心悸20天，呼吸困难5天"以心律失常入院。患者入院20天前无明显诱因出现心悸，无胸痛、呼吸困难，未予诊治。入院前5天开始出现劳力性呼吸困难，伴咳嗽，无咳痰，无下肢水肿。

既往史：体健。

体格检查：体温36.2 ℃，呼吸19次/分，血压135/80 mmHg，心率120次/分，律不齐。入院心电图如图3-2-1所示。

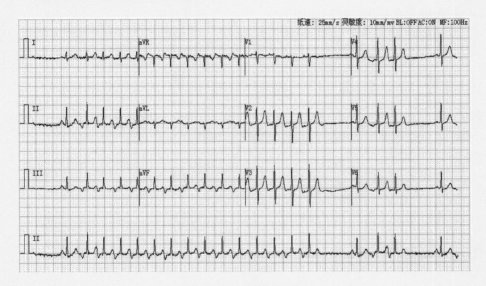

图 3-2-1　病例心电图

快速识图小贴士

◇ 出现连续3次及以上的房性期前收缩

◇ P'波频率为150～200次/分

1. 结合病例和心电图请思考，该患者的心电图诊断是什么？

窦性心律，房性心动过速。

2. 诊断依据和思维过程是什么？

（1）第一步：出现连续3次或3次以上房性期前收缩。

（2）第二步：P'波与窦性P波形态不一致，可为倒置P波，心房率一般为150～200次/分。

（3）第三步：QRS 波群正常。

3. 房性心动过速的病因是什么？

多见于器质性心脏病，如心脏瓣膜病、冠心病、肺源性心脏病等，某些药物的应用或电解质紊乱也会导致房性心动过速。

4. 房性心动过速的治疗要点是什么？

房性心动过速的治疗取决于心室率的快慢及血流动力学情况。如心室率不快且无严重的血流动力学改变，则无需紧急处理。反之，需紧急处理，包括 3 个方面。

（1）积极寻找病因，针对病因治疗，积极处理并发症。

（2）控制心室率，可选用 β 受体阻滞剂、非二氢吡啶类钙通道阻滞剂等减慢心率。

（3）转复窦性心律，首选抗心律失常药物，若效果不佳，可考虑射频消融术。

5. 房性心动过速患者住院期间的护理观察要点及护理措施有哪些？

（1）指导患者适当活动，若有胸闷、心悸等症状，应卧床休息，保证充足睡眠。

（2）避免饱餐及摄入刺激性食物如咖啡、浓茶，戒烟酒，给予高纤维素食物，防止便秘。

（3）密切关注脉搏、心率、心律，若出现异常或不适症状，及时通知医生。必要时给予心电血压监测，观察患者心率、心律情况。

（4）行射频消融术患者按照护理常规进行护理。

知 识 链 接

为什么洋地黄类药物可以引起房性心动过速？

2019 年《洋地黄类药物临床应用中国专家共识》提到，洋地黄所致房性心动过速的比例可达 4%。洋地黄类药物的毒性可抑制 Na^+-K^+-ATP 酶，导致细胞内 Na^+ 增加，Na^+-Ca^{2+} 交换增加，细胞内钙超载，心房自律性增强，引起阵发性房性心动过速。

地高辛诱导房性心动过速的危险因素包括血清地高辛浓度＞ 2 ng/ml、肾性疾病（主要危险因素）、低镁血症和药物相互作用（如胺碘酮、维拉帕米等）导致血清地高辛浓度升高。因此应用洋地黄类药物患者应定时描记心电图，注意有无房性心动过速发生，监测血清地高辛浓度。

三　心房扑动

导学目标

1. 复述心房扑动的心电图特点
2. 运用临床思维方法准确快速地判读心电图
3. 掌握心房扑动的护理要点

病例

患者男性，62岁，主因"心悸、活动后气促5年余，再发加重2天"以心律失常入院。患者近2天来，无诱因突然出现心悸，呈持续性，伴胸闷，无胸痛、晕厥，自服"硝酸甘油"无效。

既往史：高血压8年，血压控制在（120～145）/（75～90）mmHg，吸烟史35年，每日15～20支，不饮酒。

体格检查：体温36.5℃，呼吸20次/分，血压160/92 mmHg，心率80次/分，律齐，心音较有力，未闻及杂音。入院心电图如图3-3-1所示。

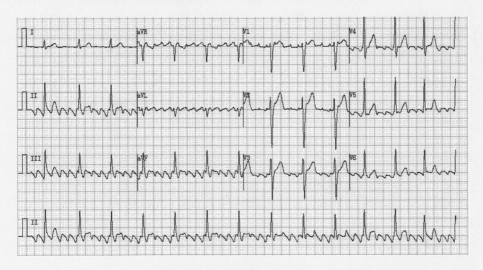

图 3-3-1　病例心电图

快速识图小贴士

◇ 窦性 P 波消失，代之以方向相同、间隔极为均匀的 F 波，呈锯齿状

◇ F 波频率 250 ～ 350 次 / 分

1. 结合病例和心电图请思考，该患者的心电图诊断是什么？

心房扑动。

2. 诊断依据和思维过程是什么？

（1）第一步：窦性 P 波消失，代之以 F 波，以及有规律的锯齿状扑动波，扑动波之间的等电位线消失。

（2）第二步：正常 QRS 波群。

3. 心房扑动的病因是什么？

（1）器质性心脏病：最常见的是风湿性心脏病与冠心病。

（2）预激综合征。

（3）甲状腺功能亢进。

（4）其他：心脏外科手术、心导管检查、慢性阻塞性肺疾病、糖尿病酮症酸中毒、低温、缺氧、低血糖、感染等。

4. 心房扑动的治疗要点是什么？

（1）药物治疗：减慢心室率的药物包括 β 受体阻滞剂、钙通道阻滞剂等。

（2）非药物治疗：直流电复律是终止房扑最有效的方法，通常用较低电能（低于 50 J）便可迅速将心房扑动转复为窦性心律；对于症状明显或血流动力学改变的心房扑动，应选用射频消融术。

（3）持续性心房扑动患者发生血栓栓塞的风险明显增加，应予抗凝治疗。

5. 心房扑动患者住院期间的护理观察要点及护理措施有哪些？

（1）无器质性心脏病、症状较轻者，鼓励其正常工作和生活，避免过度劳累。

（2）给予富含纤维素的食物，防止便秘；建立健康生活方式，戒烟酒，避免饱食及摄入刺激性饮料如咖啡、浓茶等。

（3）密切观察脉搏、心率、心律的变化及是否有心前区疼痛等症状；若有异常，及时报告医生。

知识链接

心房扑动与心房颤动的区别

①两者都属于心房传导细胞异常折返导致的房性心律失常，但属不同类型。

②心电图表现不同：两者均为窦性P波消失，但心房扑动中频率较心房颤动频率慢，心房扑动为锯齿状的大F波，心房颤动为震颤的小f波；二者发作后均可出现心动过速，心房扑动的心动过速相对规整，可有固定的RR间期，心房颤动时心室搏动完全没有规律，RR间期绝对不规则。

四 心房颤动

导学目标

1. 复述心房颤动的心电图特点
2. 运用临床思维方法准确快速地判读心电图
3. 掌握心房颤动的护理要点

病例

患者男性，60岁，主因"阵发性心悸2小时"以心房颤动入院。患者2小时前情绪激动后出现心悸，伴有胸闷、乏力、头晕，自测脉搏不规整，无恶心、呕吐等不适，休息后无缓解，遂自行含服"速效救心丸10粒"，自觉心悸稍好转，但仍有胸闷不适。

既往史：冠心病10年，高血压20年，血压控制在（130～140）/（70～90）mmHg。

体格检查：体温36.6 ℃，呼吸17次/分，脉搏104次/分，血压170/80 mmHg，心率120次/分，律不齐，第一心音强弱不等，心律绝对不齐，未闻及杂音。入院心电图如图3-4-1所示。

病例（续）

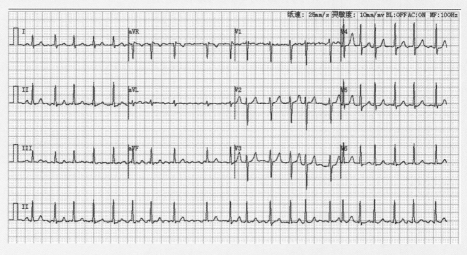

纸速：25mm/s 灵敏度：10mm/mv BL:OFF AC:ON MF:100Hz

图 3-4-1　病例心电图

快速识图小贴士

◇ 窦性 P 波消失，代之以形态、大小不等的 f 波，频率为 350 ～ 600 次 / 分
◇ 心室律绝对不齐

1. 结合病例和心电图请思考，该患者的心电图诊断是什么？

心房颤动。

2. 诊断依据和思维过程是什么？

（1）第一步：P 波消失，代之以 f 波，且 f 波大小不等、形态不一、间隔不均，频率 350 ～ 600 次 / 分。

（2）第二步：QRS 波形态正常。

（3）第三步：RR 间期绝对不规则。

3. 心房颤动的病因是什么？

（1）病理原因：原有心血管疾病，如冠心病、风湿性心脏瓣膜病、缩窄性心包炎、心肌病、感染性心内膜炎及慢性肺源性心脏病及甲状腺功能亢进等。

（2）生理原因：正常人在情绪激动、运动或急性乙醇中毒时也可引起心房颤动。

4. 心房颤动的治疗要点是什么？

（1）转复为窦性心律。

（2）控制心室率。

（3）预防血栓栓塞。

（4）去除病因。

5. 心房颤动如何分类？

分类	定义
初发房颤	房颤为初次诊断，且无论房颤之前持续时间及严重程度如何
阵发性房颤	大多数情况在 48 h 内自行终止，可持续 7 天。若房颤 7 天内被电复律，也属于阵发性房颤
持续性房颤	房颤持续超过 7 天，包括 7 天后使用药物或电复律终止的房颤，长程持续房颤在拟节律控制之前，房颤已持续超过 1 年
永久性房颤	患者及医生接受长期房颤的事实，放弃节律控制，若之后患者想尝试复律，应重新归为持续性房颤

6. 心房颤动患者住院期间的护理观察要点及护理措施有哪些？

（1）密切观察脉搏、呼吸、血压、心律、心率、神志等变化，发现异常时，及时报告医生，遵医嘱予处理。一旦出现心率显著减慢，需要临时心脏起搏治疗，做好临时起搏器植入准备工作。

（2）充分休息，避免劳累。发生头晕、黑矇等症状时应卧床休息，避免突然站立时发生跌倒等意外事件。

（3）选择低脂肪、易消化食物；避免刺激性或含咖啡因的饮食；少量多餐，不宜过饱；避免吸烟、酗酒；保证膳食纤维素的摄入，防止便秘。

（4）对需要药物转复的患者应留置静脉通路，备好抗心律失常药物及其他抢救物品，做好随时抢救的准备。应用胺碘酮静脉泵入期间，应警惕有无静脉炎发生。

（5）应用抗凝药物期间，指导患者学习自我观察及防护，减少出血事件发生。密切观察是否出现皮肤瘀斑、牙龈出血、便血等症状，选用柔软牙刷清洁口腔。进行肌内及静脉穿刺后，应持续按压穿刺点 5 分钟以上，以防穿刺点出血。

知 识 链 接

心房颤动血栓栓塞并发症的预防

临床上心房颤动发生血栓栓塞的高危因素有高血压、糖尿病、充血性心力衰竭、既往血栓栓塞或一过性脑缺血病史、高龄（年龄 ≥ 75 岁），尤其是女性、冠心病、左心房扩大（> 50 mm）、左心室功能不全（左心室缩短率 < 25%，LVEF ≤ 40%）。需使用口服抗凝药治疗，口服华法林的患者需要使凝血酶原时间国际标准化比值（INR）维持在 2.0 ~ 3.0，能安全而有效地预防。长期口服华法林治疗者，需要严密监测有无潜在出血的风险。

如何能早期发现栓子脱落？

若患者出现下述状况，提示可能有栓塞发生：

①脑栓塞：烦躁不安，意识改变。

②肠系膜缺血：听诊肠鸣音，评估腹部压痛情况。

③肾缺血：监测尿量、尿常规和尿比重。

④关节栓塞：活动范围减小，关节触痛。

新型抗凝血药（NOAC）

NOAC 是一种非维生素 K 拮抗剂抗凝药物，包括直接凝血酶抑制剂（达比加群酯）和 Xa 因子抑制剂（利伐沙班、阿哌沙班等）。与华法林相比，NOAC 剂量固定、治疗窗宽、起效迅速、药物和食物相互作用少。研究报道左心耳封堵术后接受 NOAC 抗凝治疗 3 个月有利于降低器械相关血栓发生率，NOAC 成为一种潜在的替代治疗策略。

（王　琳　陈婧怡　张　赛）

【附】房性心律失常思维导图

房性心律失常

- **房性期前收缩**
  - P波
    - 方向：aVR倒置，Ⅱ、Ⅲ、aVF直立。部分P'波埋在T波内
    - P'波与窦性P波形态不同
  - P'R间期 时间：约 > 0.12 s
  - QRS波群 形态：与窦性QRS波群相同
  - 代偿间歇 两个窦性P波间期（包括期前收缩）< 2倍窦性PP间期→不完全代偿

- **房性心动过速**
  - P波
    - 一系列P'波快速规整出现，与窦性P波有一定差异
    - P'P'间期匀长，且存在等电位线
    - 见V₁导联P'波倒置→多起源于右心房
    - Ⅱ、Ⅲ、aVF导联直立→多起源于高位心房
    - 频率：150次/分左右
  - QRS波群
    - 每个P'波后均继以QRS波群，为1∶1房室传导
    - 形态：多呈室上性

- **心房扑动**
  - P波 形态：规律锯齿状F波，F-F波之间无等电位线
  - 心房率
    - 250～300次/分
    - 多呈3∶1房室传导
  - QRS波群 形态：正常

- **心房颤动**
  - P波
    - 形态：大小不等、形态各异的f波
    - 振幅：0.1 mv～0.5 mV
    - 频率：350～600次/分，无等电位线
  - 心室律 不规整，见RR间期长短不等
  - QRS波群 形态：正常

第四章

房室交界区心律失常心电图

 房室交界区性期前收缩

导学目标

1. 描述房室交界区性期前收缩的定义
2. 复述房室交界区性期前收缩的心电图特点
3. 运用临床思维方法准确快速地判读心电图
4. 掌握房室交界区性期前收缩的护理要点

病例

患者女性，28岁，主因"停经7+周，欲建档"来院就诊。

既往史：体健。

体格检查：体温36.2℃，呼吸17次/分，心率80次/分，血压125/62 mmHg，心肺听诊未及异常，BMI 30.43 kg/m²，属肥胖型。心电图如图4-1-1所示。

病例（续）

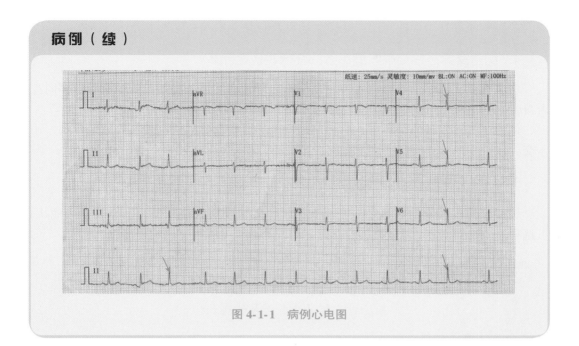

纸速：25mm/s 灵敏度：10mm/mv BL:ON AC:ON MF:100Hz

图 4-1-1 病例心电图

快速识图小贴士

◇ 交界区提前出现的激动向上逆传心房产生逆行 P 波，向下激动心室产生提前的 QRS 波；逆行 P 波出现在 QRS 波之前（PR 间期＜ 0.12 s）、之后（PR 间期＜ 0.20 s）或埋藏在 QRS 波之中

◇ QRS 波多形态正常，一般出现完全性代偿间歇

1. 结合病例和心电图请思考，该患者的心电图诊断是什么？

窦性心律，房室交界区性期前收缩。

2. 诊断依据和思维过程是什么？

（1）第一步 观察 P 波，判断心律：P 波在Ⅰ、Ⅱ、aVF、$V_4 \sim V_6$ 导联直立向上，aVR 导联向下，由此判定其为窦性心律。

（2）第二步 观察 PR 间期：交界区提前出现的激动向上逆传心房产生逆行 P 波，向下激动心室产生提前的 QRS 波；逆传 P 波出现在 QRS 波之前（PR 间期＜ 0.12 s）、之后（PR 间期＜ 0.20 s）或埋藏在 QRS 波之中，由此判定为房室交界区性期前收缩。

3. 房室交界区性期前收缩的病因是什么？

可发生于正常人，情绪激动、精神紧张、疲劳、消化不良、过度吸烟、饮酒及喝浓茶等均可引起。心脏神经症和器质性心脏病，包括冠心病、心肌炎、心肌病、甲亢性心脏病等患者更易发生。药物（如洋地黄类、奎尼丁、拟交感神经类药物、氯仿及环丙烷麻醉药等）的毒性作用、低钾血症以及心脏手术或心导管术等均可诱发。

4．房室交界区性期前收缩患者的临床表现是什么？

房室交界区性期前收缩患者主要表现为心悸，有间歇，如期前收缩次数过多时患者自觉心搏很乱，可出现胸闷、心前区不适、头晕、乏力等。

体检中听诊发现心律不齐，有提前出现的心脏搏动，后继一较长间歇的停搏，由于交界区性期前收缩引起的房室分离，第一心音强度可发生变化，强弱不等。

5．房室交界区性期前收缩的治疗要点是什么？

房室交界区性期前收缩一般不需要治疗。如果期前收缩频发，患者有相关症状，可选择β受体阻滞剂、Ⅰc类抗心律失常药或非二氢吡啶类钙通道阻滞剂。

知 识 链 接

抗心律失常药物分类及代表药物

①Ⅰ类是钠通道阻滞剂，分为三个亚类：Ⅰa类：奎尼丁、普鲁卡因胺、丙吡胺等；Ⅰb类：利多卡因、苯妥英钠、美西律等；Ⅰc类：普罗帕酮、氟卡尼、莫雷西嗪等。

②Ⅱ类是β受体阻滞剂，包括普萘洛尔、阿替洛尔、美托洛尔等。

③Ⅲ类是延长动作电位时程药，包括胺碘酮、索他洛尔、伊布利特等。

④Ⅳ类是钙通道阻滞剂，包括维拉帕米、地尔硫䓬。

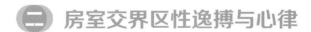

二　房室交界区性逸搏与心律

导学目标

1．描述房室交界区性逸搏与心律的定义
2．复述房室交界区性逸搏与心律的心电图特点
3．运用临床思维方法准确快速地判读心电图
4．掌握房室交界区性逸搏与心律的护理要点

病例

患者男性，86 岁，主因"间断头晕 1 年，加重 1 天"以病态窦房结综合征入院。

既往史：30 余年前因急性心肌梗死行冠状动脉支架置入术，具体位置不详。

体格检查：体温 36.2 ℃，心率 44 次 / 分，呼吸 17 次 / 分，血压 122/78 mmHg。入院心电图如图 4-2-1 所示。

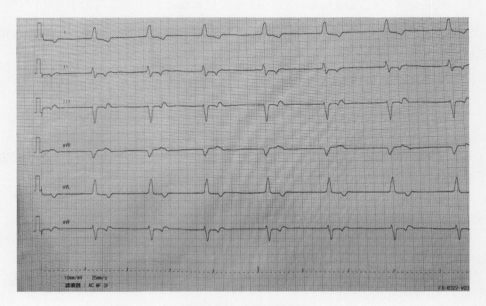

图 4-2-1 病例心电图

快速识图小贴士

◇ 长于正常窦性 PP 间期的间歇之后出现一个正常的 QRS 波，P 波缺如

◇ 房室交界区性逸搏的频率多为 40 ~ 60 次 / 分，QRS 波形态多正常

1. 结合病例和心电图请思考，该患者的心电图诊断是什么？

房室交界区性逸搏与心律。

2. 诊断依据和思维过程是什么？

（1）第一步 观察、判断心率：频率多为 40 ~ 60 次 / 分。

（2）第二步 观察 QRS 波：在长于正常窦性 PP 间期的间歇之后出现一组正常的

QRS 波，P 波缺如，或可见逆行性 P 波位于 QRS 波之前或之后。

3. 房室交界区性逸搏与心律的病因是什么？

房室交界区逸搏与逸搏心律既可以是对迷走神经刺激的反应，也可以见于病理情况，如严重的心动过缓或房室传导阻滞，此时的房室交界区性逸搏和逸搏心律可替代高位节律点激动心室。在正常情况下，房室交界区并不表现出自律性，为潜在心脏起搏点。当窦房结的频率低于房室交界区，或者窦房结的冲动未能传导至房室交界区时，后者可以发放冲动而引起逸搏，连续出现的逸搏形成逸搏心律。可见于心脏结构正常或有器质性心脏病的患者。

4. 房室交界区性逸搏与心律的治疗要点是什么？

需要根据具体情况进行个体化治疗，有些情况可能不需要任何治疗，但有些情况下需应用增加窦性频率和改善房室传导的药物，或给予心脏起搏治疗。

5. 房室交界区性逸搏与心律患者的住院期间护理观察要点有哪些？

（1）密切观察生命体征及心电图的变化，发现异常时应立即报告医生，遵医嘱给予处理。

（2）患者出现胸闷、头晕、乏力等不适时，采取高枕卧位、半卧位。必要时遵医嘱予鼻导管吸氧以缓解症状。

（3）嘱患者避免剧烈活动、情绪激动或紧张、快速改变体位等，一旦有头晕、黑矇等先兆时，立即平卧，以免发生跌倒等不良事件。

（4）备好阿托品、异丙肾上腺素等纠正心律失常的药物及其他抢救药品、临时起搏器等，并遵医嘱配合处理，做好护理记录。

（5）必要时予永久起搏器植入术，术后注意观察患者伤口及起搏器工作情况。

知 识 链 接

房室交界区性逸搏与心律的心电图诊断标准

①在长于正常窦性 PP 间期的间歇之后出现一个正常的 QRS 波，P 波缺如，或可见逆行 P 波位于 QRS 波之前或之后。

②有时可见到逆行 P 波，即 QRS 波前有窦性 P 波。PR 间期 < 0.12 s。

③房室交界区性逸搏的频率多为 40 ～ 60 次/分，QRS 波形态多正常。

④有时可见独立和缓慢的窦性 P 波，此时心房率慢于心室率，称为房室分离。

（李慧敏　张　敏　张　高　于桂香）

【附】房室交界区心律失常思维导图

- 房室交界区心律失常
  - 房室交界区性期前收缩
    - 提前出现的QRS波群
      - 形态通常正常
    - 逆行P波
      - 当出现差异性传导时，形态可有变化
      - 位于QRS波群之前（PR间期 <0.12 s）
      - 位于QRS波群之间：心电图上无P波可见，或仅见QRS波群有切迹，难以辨认
      - 位于QRS波群之后（PR间期 <0.20 s）
    - 代偿间歇多完全
  - 房室交界区逸搏与心律
    - 房室交界区性逸搏
      - 长于正常PP间期的间歇后出现一个正常的QRS波群
      - P波缺失或逆行位于QRS波群之前或之后，亦可见到未下传至心室的窦性P波
    - 房室交界区性心律
      - 交界区性逸搏连续发生
      - 正常下传的QRS波群
      - 房室分离，可有逆行P波或存在独立缓慢的心房活动

第五章

室性心律失常心电图

一 室性期前收缩

导学目标

1. 描述室性心律失常的类型
2. 运用临床思维方法准确快速地判读心电图
3. 复述各类型室性心律失常的心电图特点
4. 掌握各类型室性心律失常的护理要点

病例

患者男性，56岁，主因"劳累后胸闷，喘憋3个月，加重1周"入院。

既往史：高血压10余年，最高血压180/90 mmHg，服用硝苯地平控释片30 mg QD，缬沙坦80 mg QD，氨氯地平5 mg QD，血压控制在（110～130）/（65～75）mmHg。

体格检查：体温36.5℃，呼吸20次/分，心率79次/分，血压125/73 mmHg。心脏听诊第二心音强度减弱，仅能听到第一心音，其后出现较长的停歇。入院心电图如图5-1-1所示。

病例（续）

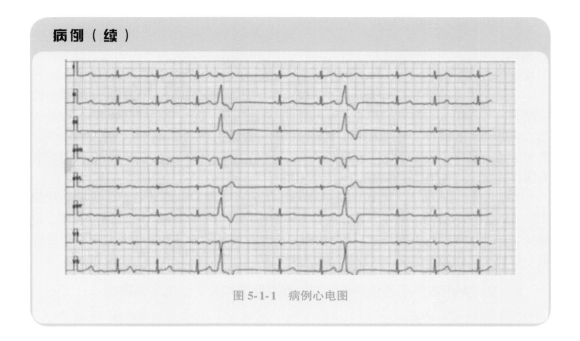

图 5-1-1 病例心电图

快速识图小贴士

◇ 提前发生的 QRS 波群，宽大畸形

◇ 继发 ST 段改变，T 波方向与 QRS 主波方向相反

1. 结合病例和心电图请思考，该患者的心电图诊断是什么？

窦性心律，室性期前收缩。

2. 诊断依据和思维过程是什么？

（1）第一步 观察 P 波，判断心律：P 波在 I、II、aVF、$V_4 \sim V_6$ 导联直立向上，aVR 导联向下，由此判定其为窦性心律。

（2）第二步 观察 QRS 波群：房室结水平以下，提前发放冲动的异位点；在心电图上可以表现为提前出现、宽大畸形的 QRS 波群，时限大于 0.12 s，其前无相关 P 波。

（3）第三步 观察 T 波：T 波的方向与 QRS 主波方向相反，室性期前收缩后可见一完全性代偿间歇。

3. 室性期前收缩的病因是什么？

正常人与各种心脏病或非心脏病患者均可发生室性期前收缩，正常人发生室性期前收缩的机会随年龄的增长而增加。更多见于病理情况下，如冠心病、心肌病、心肌炎、风湿性心脏病与二尖瓣脱垂者。此外，药物中毒、电解质紊乱、精神不安、过量烟酒等亦能诱发室性期前收缩。

4. 室性期前收缩的治疗要点是什么？

（1）应针对不同病因进行个性化治疗，如发生比例低，无器质性病变，且患者无明显症状，不必治疗。

（2）急性心肌缺血：对于急性心肌梗死并发室性期前收缩者，目前不主张预防性应用利多卡因等抗心律失常药物。若患者发生窦性心动过速与室性期前收缩，在处理基础疾病和诱因前提下早期应用β受体阻滞剂可能减少心室颤动风险。急性肺水肿或严重心力衰竭患者并发室性期前收缩时，治疗应针对改善血流动力学障碍，同时注意有无洋地黄中毒或电解质紊乱。

（3）慢性心脏病变：心肌梗死后或心肌病患者常伴室性期前收缩，应避免使用Ⅰ类抗心律失常药物，因其本身有致心律失常作用，虽能有效减少室性期前收缩，但总死亡率和猝死风险反而增加。β受体阻滞剂对室性期前收缩的疗效不显著，但能降低心肌梗死后猝死发生率、再梗死率和总死亡率。

5. 室性期前收缩患者住院期间的护理观察要点及护理措施有哪些？

（1）密切观察生命体征及心电图的变化，发现异常时应立即报告医生，遵医嘱给予处理。

（2）患者出现胸闷、心悸、头晕等不适时采取高枕卧位、半卧位。必要时遵医嘱予鼻导管吸氧以缓解症状。

（3）嘱患者避免剧烈活动、情绪激动或紧张、快速改变体位等，一旦有头晕、黑矇等先兆时，立即平卧，以免发生跌倒等不良事件。

（4）如患者服用β受体阻滞剂，注意观察患者的心率，出现乏力、头晕等不适时，及时通知医生，协助患者平卧，以免发生跌倒等不良事件。

知 识 链 接

室性期前收缩二联律、三联律的心电图鉴别

①每个窦性搏动后跟随一个室性期前收缩，且规律出现是室性期前收缩二联律。

②每两个窦性搏动后跟随一个室性期前收缩，且规律出现是室性期前收缩三联律。

二　室性心动过速

导学目标

1. 描述室性心动过速的定义
2. 运用临床思维方法准确快速地判读心电图
3. 复述室性心动过速的心电图特点
4. 掌握室性心动过速的护理要点

病例

患者女性，55 岁，主因"间断心悸、胸闷 10 余年，再发加重 5 天"，以心律失常入院。

现病史：10 余年前活动后出现胸闷、气促，休息半小时左右缓解，反复发作。7 年前行二尖瓣置换术，术后活动耐量明显提高。2 年前开始再发胸闷、气促，伴双下肢水肿，偶有夜间阵发性呼吸困难。5 天前受凉后加重，来诊。

既往史：否认高血压、糖尿病病史。

体格检查：神志清楚，精神好，端坐呼吸，听诊双下肺呼吸音低，可闻及少许湿啰音。体温 36.5 ℃，呼吸 34 次 / 分，血压 118/75 mmHg，听诊心律不齐，心音强弱不等，二尖瓣听诊区可闻及金属音。入院心电图如图 5-2-1 所示。

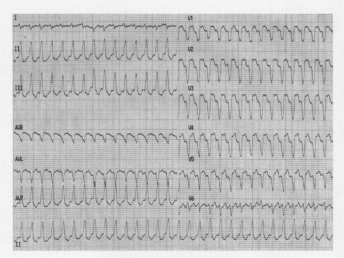

图 5-2-1　病例心电图

快速识图小贴士

◇ 3 个以上的室性期前收缩连续出现，节律大致规整，频率 140 ~ 200 次 / 分
◇ QRS 波群前没有相关的 P 波，形成室房分离

1. 结合病例和心电图请思考，该患者的心电图诊断是什么？

室性心动过速。

2. 诊断依据和思维过程是什么？

（1）第一步 观察心电图：连续出现 3 个以上的室性期前收缩。
（2）第二步 观察心电图节律：大致规整，频率 140 ~ 200 次 / 分，QRS 波群前没有相关 P 波，形成室房分离。

3. 室性心动过速的病因是什么？

室性心动过速常发生于各种器质性心脏病患者。最常见为冠心病，其后依次是心肌病、心力衰竭、二尖瓣脱垂、心脏瓣膜病等，其他病因包括代谢障碍、电解质紊乱、长 QT 间期综合征等。室性心动过速偶尔发生在无器质性心脏病者，称为特发性室性心动过速。

4. 室性心动过速的治疗要点是什么？

（1）无器质性心脏病患者发生非持续性室性心动过速，如无症状或血流动力学影响，不必药物治疗，若症状明显，应以消除症状为目的，应特别注意对患者做好耐心解释和关心，做好心理护理，减轻患者的焦虑与不安，避免诱发因素，遵医嘱给予药物治疗，并密切观察生命体征及心电图的变化。有器质性心脏病或有明确诱因者，遵医嘱给予针对性治疗。
（2）有器质性心脏病患者发生持续性室性心动过速发作
1）终止室性心动过速发作：无显著血流动力学障碍的室性心动过速，遵医嘱予药物治疗，用药后应密切观察生命体征及心电图的变化。如患者已发生低血压、休克、心绞痛、充血性心力衰竭或脑灌注不足等症状，应迅速施行电复律，复律成功后静脉给予药物治疗，以防止室性心动过速短时间内复发。
2）预防复发：应努力寻找和治疗诱发及维持室性心动过速的可逆性病变，如缺血、低血钾、低血压等。

5. 室性心动过速患者的护理观察要点有哪些？

（1）病情观察
1）评估心律失常可能引起的临床症状以及血流动力学是否稳定，如心悸、乏力、胸闷、头晕、晕厥等，注意观察和询问这些症状的程度、持续时间以及给患者日常生活带来的影响。

2）定期测量心率和心律，判断有无心动过速等心律失常发生。

3）对于持续心电监测的患者，应注意观察是否出现心律失常及心律失常的类型、发作次数、持续时间、治疗效果等情况。

（2）当患者发生严重心律失常时的护理措施

1）嘱患者卧床休息，保持情绪稳定，以减少心肌耗氧量和对交感神经的刺激。

2）给予患者吸氧治疗，改善因心律失常引起的机体缺氧。

3）立即建立多条静脉通道，为用药和抢救做准备。

4）准备好纠正心律失常的药物（胺碘酮）和镇静药物，以及其他抢救药品及除颤仪、临时起搏器等。对于血流动力学不稳定的患者可给予镇静后行电复律治疗，复律前后积极应用抗心律失常药物。

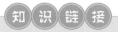

特殊类型的室性心动过速

1. 尖端扭转型室速是较为严重的一种室性心律失常，发作时呈室性心动过速特征，QRS 波的尖端围绕基线扭转，典型者多伴有 QT 间期延长。其发生机制与折返有关，因心肌细胞传导缓慢、心室复极不一致引起。常反复发作，易致昏厥，可发展为室颤而致死。常见病因为各种原因所致的长 QT 间期综合征、严重的心肌缺血或其他心肌病变、使用延长心肌复极药物（如胺碘酮等）以及电解质紊乱（如低钾、低镁）。

2. 加速性室性自主心律：亦称缓慢型室速，其发生机制与自律性增加有关。心电图通常表现为连续发生 3 ~ 10 个起源于心室的 QRS 波群，心率常为 60 ~ 110 次 / 分。

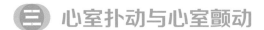

三　心室扑动与心室颤动

导学目标

1. 描述室扑和室颤的诱发因素
2. 运用临床思维方法准确快速地判读心电图
3. 复述室扑和室颤的心电图特点
4. 掌握室扑和室颤的护理及抢救要点

病例

患者男性，68 岁，主因"消化道穿孔，行开腹探查，小肠切除术"转入 ICU。患者入 ICU 后，术后因感染严重表现为感染中毒性休克。遵医嘱持续镇静镇痛，RASS 评分为 −5 分，大剂量血管活性药物维持血压。

今晨患者突发抽搐、呼吸停止，血压测不出，心电监测显示心电示波如图 5-3-1。

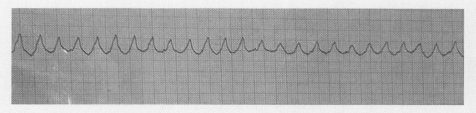

图 5-3-1　病例心电图

快速识图小贴士

◇ 波形、振幅与频率均极不规则
◇ 无法辨认 QRS 波群、ST 段及 T 波

1．结合病例和心电图请思考，该患者的心电图诊断是什么？

心室颤动。

2．诊断依据和思维过程是什么？

患者心电图波形、振幅与频率均极不规则，无法辨认 QRS 波群、ST 段及 T 波。

3．心室扑动和心室颤动的治疗要点是什么？

心室扑动和心室颤动发生后，如果不迅速采取抢救措施，患者一般在 3 ～ 5 分钟内死亡，因此必须争分夺秒，尽快恢复有效心律。一旦心电监测确定为心室扑动或颤动，应立即采用除颤仪进行非同步直流电除颤，同时配合胸部按压及人工呼吸等心肺复苏术，并静脉注射肾上腺素和抗心律失常药物。

4．心室扑动和心室颤动的抢救要点是什么？

心室扑动和心室颤动抢救的关键在于除颤和心肺复苏。包括：①早期识别心脏骤停和激活急救系统；②早期心肺复苏；③早期除颤；④早期提供高级生命支持和专业的复苏后处理。

（1）基本生命支持

1）识别心脏骤停：当患者突然倒地，需要先判断是否由心脏骤停引起。心脏骤停的诊断标准包括：突发意识丧失、大动脉搏动消失，特别是心音消失。

2）激活（通知）急救系统。

3）即刻行心肺复苏：包括检查脉搏、胸外按压、开放气道、人工呼吸。

4）即刻准备除颤仪，并进行非同步直流电除颤。

（2）高级生命支持

1）辅助气道控制及通气。

2）根据病情变化，必要时给予除颤或同步电复律。

3）药物治疗：遵医嘱给予肾上腺素等复苏药物。

（3）复苏后的处理

1）维持有效循环：心脏骤停及除颤均会导致心肌功能障碍，影响心排血量，因此，复苏后需维持患者有效的心排血量和组织灌注压。

2）维持呼吸：自主循环恢复后，患者可有不同程度的呼吸功能障碍，根据患者病情给予吸氧治疗或机械通气来维持呼吸功能。

3）防治脑水肿和脑缺氧：亦称脑复苏，是心肺复苏最后成功的关键措施。包括：①维持足够的脑血流；②低温治疗；③脱水；④防治抽搐。

4）防治急性肾衰竭：包括维持有效的心脏和循环功能，避免使用对肾有损害的药物。

5）控制血糖：患者复苏后，可能会出现高血糖或低血糖反应，因此需严密监测血糖，遵医嘱及时处理。

知 识 链 接

遗传性心律失常综合征（离子通道病）

①定义：当离子通道或调控通道的蛋白发生基因突变时，其功能出现异常升高或降低，导致心肌细胞除极或复极过程异常，从而延长或缩短动作电位时程而导致心律失常，甚至猝死，称之为离子通道病。

②分型：长 QT 间期综合征

Brugada 综合征

儿茶酚胺敏感性室性心动过速

短 QT 间期综合征

早期复极综合征

（张明磊　李　巧　李宇轩）

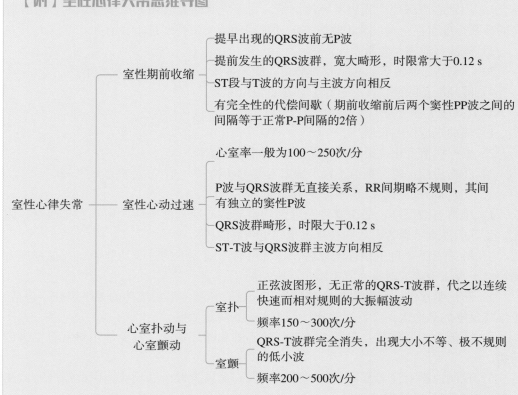

【附】室性心律失常思维导图

室性心律失常

室性期前收缩
- 提早出现的QRS波前无P波
- 提前发生的QRS波群，宽大畸形，时限常大于0.12 s
- ST段与T波的方向与主波方向相反
- 有完全性的代偿间歇（期前收缩前后两个窦性PP波之间的间隔等于正常P-P间隔的2倍）

室性心动过速
- 心室率一般为100～250次/分
- P波与QRS波群无直接关系，RR间期略不规则，其间有独立的窦性P波
- QRS波群畸形，时限大于0.12 s
- ST-T波与QRS波群主波方向相反

心室扑动与心室颤动
- 室扑
  - 正弦波图形，无正常的QRS-T波群，代之以连续快速而相对规则的大振幅波动
  - 频率150～300次/分
- 室颤
  - QRS-T波群完全消失，出现大小不等、极不规则的低小波
  - 频率200～500次/分

第六章

心脏传导阻滞心电图

 房室传导阻滞

 导学目标

1. 描述房室传导阻滞的类型
2. 复述各类型房室传导阻滞的心电图特点
3. 运用临床思维方法准确快速地判读心电图
4. 掌握各类型房室传导阻滞的护理要点

1. 一度房室传导阻滞

病例

患者男性，69岁，主诉"间断胸闷1个月、再发1天"，以心律失常收入院。

既往史：脑萎缩、腔隙性脑梗死。

体格检查：体温36.7℃，呼吸20次/分，心率75次/分，血压129/77 mmHg。

入院心电图如图6-1-1所示。

病例（续）

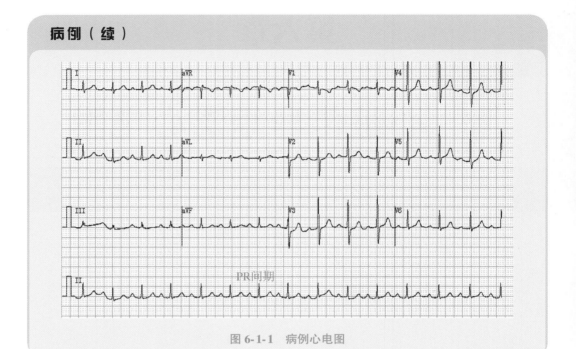

图 6-1-1　病例心电图

快速识图小贴士

◇ 测量 PR 间期，一般选择Ⅱ导联

◇ PR 间期为 264 ms

（1）结合病例和心电图请思考，该患者的心电图诊断是什么？

窦性心律，一度房室传导阻滞。

（2）诊断依据和思维过程是什么？

1）第一步　观察 P 波，判断心律：P 波在Ⅰ、Ⅱ、aVF、$V_4 \sim V_6$ 导联直立向上，aVR 导联向下，由此判定其为窦性心律。

2）第二步　观察 PR 间期：PR 间期延长，大于 0.20 s，每个窦性 P 波后均有 QRS 波。

（3）一度房室传导阻滞的病因是什么？

心肌缺血、心肌梗死、心肌炎或老年性退行性改变等均可引起此类心律失常；另外，洋地黄、钙通道阻滞剂、β 受体阻滞剂等药物也可引起一度房室传导阻滞。

（4）一度房室传导阻滞需要治疗吗？

一般不需要处理，治疗着重于寻找和去除诱因。

（5）一度房室传导阻滞患者有哪些临床表现？如何做好院外自我管理？

1）患者在日常生活中若出现头晕、黑矇、晕厥、气促、心悸等不适，应及时就诊。

2）进低盐、低脂饮食，多食新鲜蔬菜和水果，保持排便通畅。避免饮用刺激性饮料，如咖啡、浓茶、可乐，戒烟限酒。保证食物中钾、镁、钙的摄入以维持体内电解质平衡，有利于预防心律失常的发生。

3）鼓励患者适当运动以提高运动耐力，动静平衡。

4）向患者强调定期复查心电图，警惕出现更严重的房室传导阻滞，教会患者及家属测量脉搏的方法，如出现头晕、黑矇、晕厥等异常情况及时就诊。

5）在医生指导下，合理用药，积极治疗原发病。

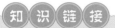

一度房室传导阻滞的诊断标准

PR 间期超过 0.20 s，QRS 波群形态与时限多正常。

2. 二度房室传导阻滞

病例 1

患者男性，68 岁，主诉"间断心悸、头晕 20 余天"，以心律失常收入院。

既往史：高血压 20 余年，血压最高 160/100 mmHg，服用酒石酸美托洛尔缓释片 47.5 mg QD、硝苯地平控释片 30 mg BID，血压控制在（120 ~ 130）/（60 ~ 80）mmHg。

体格检查：体温 36.2 ℃，呼吸 17 次 / 分，心率 62 次 / 分，血压 125/62 mmHg，心脏听诊第一心音强度逐渐减弱并有心搏脱漏。入院心电图如图 6-1-2 所示。

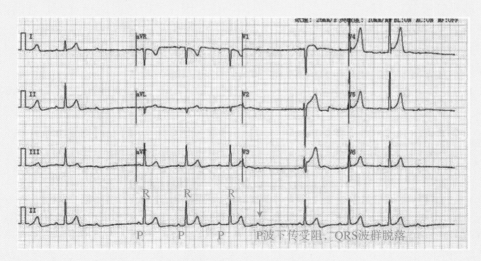

图 6-1-2　病例 1 心电图

快速识图小贴士

◇ PR 间期逐渐延长，直到出现 1 个 QRS 波脱漏

◇ 相邻 RR 间期进行性缩短

（1）结合病例和心电图请思考，该患者的心电图诊断是什么？

窦性心律，二度 I 型房室传导阻滞。

（2）诊断依据和思维过程是什么？

1）第一步 观察 P 波，判断心律：P 波在 I、II、aVF、V₄ ~ V₆ 导联直立向上，aVR 导联向下，由此判定其为窦性心律。

2）第二步 观察 PR 间期：PR 间期逐渐延长，直到 P 波下传受到阻碍，导致脱漏 1 个 QRS 波，如此周而复始地出现，由此判定其为二度 I 型房室传导阻滞，该现象也称为文氏现象。

（3）二度 I 型房室传导阻滞的病因是什么？

部分健康的成年人、儿童及运动员可发生一度和二度 I 型房室传导阻滞，可能与静息时迷走神经张力增高有关。更多见于病理情况下，如冠心病、急性心肌梗死、冠状动脉痉挛、心脏手术、电解质紊乱等。

（4）二度 I 型房室传导阻滞的治疗要点是什么？

应针对不同病因进行针对性治疗，如无器质性病变，患者无心悸、头晕等症状，不必治疗。

（5）二度 I 型房室传导阻滞患者住院期间的护理观察要点及护理措施有哪些？

1）密切观察生命体征及心电图的变化，发现异常时应立即报告医生，遵医嘱给予处理。

2）患者出现胸闷、心悸、头晕等不适时，采取高枕卧位、半卧位。必要时遵医嘱予鼻导管吸氧以缓解症状。尽量避免左侧卧位，因左侧卧位时能感觉到心脏的搏动而使不适感加重。

3）嘱患者避免剧烈活动、情绪激动或紧张、快速改变体位等，一旦有头晕、黑矇等先兆，立即平卧，以免发生跌倒等不良事件。

4）备好阿托品、异丙肾上腺素等纠正心律失常的药物及其他抢救药品、临时起搏器、除颤仪等，并遵医嘱配合处理，做好护理记录。

知 识 链 接

二度 I 型房室传导阻滞的心电图诊断标准

① PR 间期进行性延长，相邻 RR 间期进行性缩短，直至一个 P 波受阻，不能下传至心室。

② 包含受阻 P 波在内的 RR 间期小于正常窦性 PP 间期的 2 倍，最常见的房室传导比例为 3：2 或 5：4，该型很少发展为三度房室传导阻滞。

体位性心律失常

体位性心律失常（postural arrhythmia）是指由于体位改变而出现的各种心律失常。可发生于有器质性心脏病患者，亦可发生在无任何病症的健康人，轻者不易发现，重者影响生活与工作，临床并不少见。

病例 2

患者女性，58 岁，主诉"间断心悸、胸闷 1 周"。近 1 周自觉心悸症状发作频繁且伴有胸闷、乏力，休息后可缓解，以心律失常收入院。

既往史：糖尿病 10 余年，口服降血糖药控制血糖，糖化血红蛋白波动在 6.2% ~ 7%，高血压 10 余年，血压最高 160/90 mmHg，服用抗高血压药后血压可控制在 120/80 mmHg 左右。冠心病 5 年，左前降支置入 1 枚支架。

体格检查：体温 36.0 ℃，呼吸 20 次 / 分，心率 58 次 / 分，血压 105/65 mmHg，心脏听诊第一心音强度恒定，间歇出现心室漏搏。入院心电图如图 6-1-3 所示。

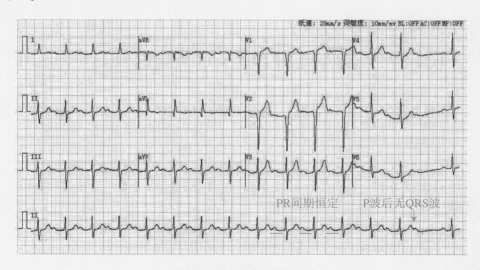

图 6-1-3　病例 2 心电图

快速识图小贴士

◇ PR 间期恒定
◇ 部分导联 P 波后无 QRS 波群

（1）结合病例和心电图请思考，该患者的诊断是什么？

窦性心律，二度Ⅱ型房室传导阻滞。

（2）根据此心电图，分析判断过程是什么？

1）第一步　观察 P 波，判断心律：P 波在Ⅰ、Ⅱ、aVF、$V_4 \sim V_6$ 导联直立向上，aVR 导联向下，由此判定其为窦性心律。

2）第二步　观察 PR 间期：PR 间期恒定，部分导联 P 波后无 QRS 波群，由此判定其为二度Ⅱ型房室传导阻滞。

（3）该类型心律失常该如何治疗？

主要针对病因治疗，二度Ⅱ型房室传导阻滞可逐渐演变为三度房室传导阻滞，当心室率过缓、心搏量减少时，可用阿托品、异丙肾上腺素等药物治疗。当伴有明显症状或血流动力学障碍时，应给予起搏治疗。

知识链接

如何区分二度Ⅰ型房室传导阻滞和二度Ⅱ型房室传导阻滞？

内容	类型	
	二度Ⅰ型房室传导阻滞	二度Ⅱ型房室传导阻滞
心电图表现	下传的 PR 间期不固定，PR 间期逐渐延长至脱漏	下传的 PR 间期固定
阻滞部位	多位于房室结（70% ~ 75%）	几乎均位于希氏束 - 浦肯野系统内
预后和治疗	预后较好	易发展成三度房室传导阻滞，常需要起搏治疗

3. 三度房室传导阻滞

病例

患者女性，66 岁，主因"头晕、乏力 1 年，加重半个月，晕厥 2 次"，以心律失常入院。

既往史：体健。

体格检查：体温 36.0 ℃，呼吸 19 次 / 分，心率 42 次 / 分，血压 120/70 mmHg。入院后查血气分析结果未见异常，入院心电图如图 6-1-4 所示。

病例（续）

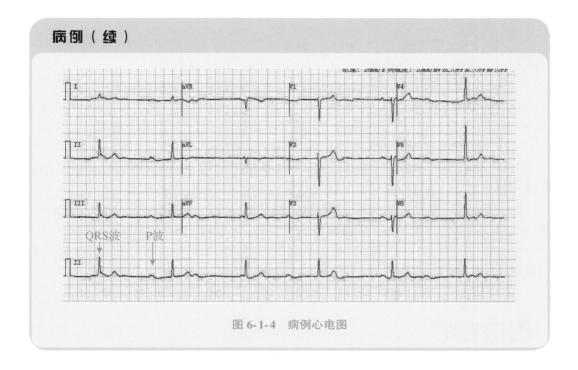

图 6-1-4　病例心电图

快速识图小贴士

◇ P 波多于 QRS 波，即心房率快于心室率；P 波、QRS 波各自律齐，PP 间距和 RR 间距各自固定，P 波与 QRS 波群互不相关

（1）结合病例和心电图请思考，该患者的心电图诊断是什么？

三度房室传导阻滞。

（2）诊断依据和思维过程是什么？

1）该患者存在头晕、黑曚、乏力、晕厥症状。

2）心电图示心房与心室活动各自独立、互不相关，心房率快于心室率。心房率 60 次 / 分，心室率 42 次 / 分，QRS 波群正常，心律比较固定。

（3）三度房室传导阻滞的临床表现及危害是什么？

头晕、乏力、黑曚、晕厥等是三度房室阻滞的常见症状，而其最严重的并发症为阿 - 斯综合征。因为心室率过慢，心排血量骤减、中断而引起脑供血骤然减少或停止，导致出现短暂的意识丧失。若心室停搏较长时间，可出现晕厥、抽搐和发绀，甚至发生跌倒、脑出血、心脏骤停等严重后果。

（4）三度房室传导阻滞如何治疗？

应针对不同病因、病程、阻滞的程度及伴随症状决定治疗方法。

1）早期识别阿 - 斯综合征发作的先兆并采取紧急有效的抢救措施是挽回患者生命的关键，反复发作晕厥和阿 - 斯综合征的患者应立即行心肺复苏及临时起搏。

2）阿托品（0.5 ～ 2.0 mg，静脉注射）可提高房室阻滞的心率，适用于阻滞位于房室结的患者。

3）异丙肾上腺素（1 ～ 4 μg/min，静脉滴注）适用于任何部位的房室阻滞，但应用于急性心肌梗死时应十分慎重，因可能导致严重室性心律失常。

4）以上药物使用超过数天，往往效果不佳且易发生严重的不良反应，仅适用于无心脏起搏条件的应急情况。

5）对于症状明显、心室率缓慢者，应及早给予临时性或永久性心脏起搏治疗。

（5）三度房室传导阻滞患者的护理观察要点有哪些？

1）紧急救护：迅速建立静脉通路，保证治疗药物及时应用是抢救阿 - 斯综合征的重要措施之一。保证急救药品及临时起搏器、除颤仪处于备用状态。

2）严密观察用药反应：应用异丙肾上腺素时，应严密监测心率、血压变化，头痛、头晕、心悸等不良反应，随时调整药物用量。

3）关注心律、心率、血压、神志情况等：严密观察病情变化，了解患者的临床症状如头晕、黑矇、晕厥及阿 - 斯综合征的发作。

4）评估危险因素：患者以卧床休息为主，协助生活护理，以免跌倒及意外的发生。

知 识 链 接

三度房室传导阻滞的诊断标准

①P 波与 QRS 波群各自成节律、互不相关。

②心房率快于心室率，心房冲动来自窦房结或异位心房节律（房性心动过速、扑动或颤动）。

③心室起搏点通常在阻滞部位稍下方。如位于希氏束及其近邻，心室率为 40 ～ 60 次 / 分，QRS 波群正常，心律亦较稳定；如位于室内传导系统的远端，心室率可低至 40 次 / 分以下，QRS 波群增宽，心室律亦常不稳定。

﹇二﹈ 室内传导阻滞

1. 右束支传导阻滞

病例

患者男性，46 岁，无明显不适，常规行体格检查。

既往史：体健。

体格检查：体温 36.1 ℃，呼吸 16 次 / 分，心率 75 次 / 分，血压 116/64 mmHg。其体检心电图如图 6-2-1 所示。

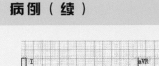

病例（续）

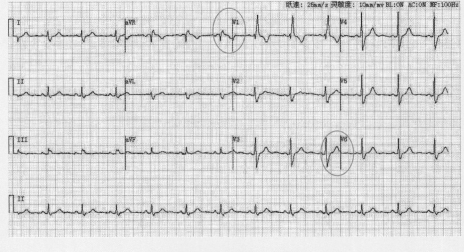

图 6-2-1　病例心电图

快速识图小贴士

◇ QRS 波群时限大于 0.12 s

◇ V₁ 导联呈 rSR 型

◇ V₆ 导联的 QRS 波宽且有顿挫

（1）结合病例和心电图请思考，该患者的心电图诊断是什么？

完全性右束支传导阻滞。

（2）诊断依据和思维过程是什么？

1）如图所示，P 波在 Ⅰ、Ⅱ、aVF、V₄ ~ V₆ 导联直立向上，aVR 导联向下，由此判定其为窦性心律。

2）QRS 复合波增宽，V₁ 导联呈 rSR 型。

3）Ⅰ 导联和 V₆ 导联的 S 波宽且有顿挫，由此判定其为完全性右束支传导阻滞。

（3）右束支传导阻滞的病因是什么？

右束支传导阻滞较为常见，常发生于风湿性心脏瓣膜病、高血压性心脏病、冠心病、心肌疾病、先天性心脏病患者，亦可见于大面积肺梗死患者，正常人也可发生右束支传导阻滞。通常无临床症状，听诊可闻及第一、第二心音分裂。

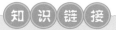

完全性右束支传导阻滞的诊断标准

QRS 时限大于等于 0.12 s；V_1、V_2 导联 QRS 波呈 rSR 型（M 型），V_5、V_6 导联呈 qRS 型，S 波增宽（图 6-2-2）；T 波与 QRS 波主波方向相反。

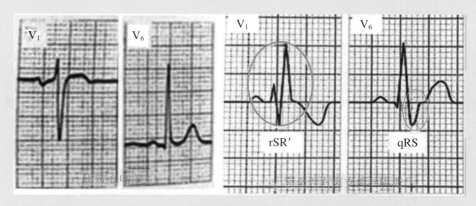

图 6-2-2　完全性右束支传导阻滞

不完全性右束支传导阻滞

与完全性右束支传导阻滞心电图图形相似，但是 QRS 时限 < 0.12 s（图 6-2-3）。

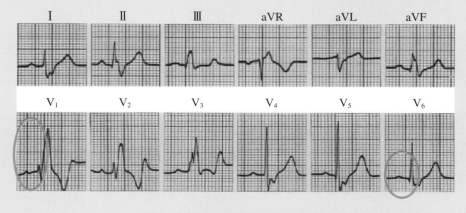

图 6-2-3　不完全性右束支传导阻滞

2．左束支传导阻滞

病例

患者男性，73 岁，主因胸闷伴心悸 1 月余，以心律失常来诊。

既往史：高血压病史 20 余年，未规律监测血压；糖尿病病史 10 余年，口服阿卡波糖 50 mg TID，血糖控制可；高脂血症 10 余年。

体格检查：体温 36.5 ℃，呼吸 19 次 / 分，心率 60 次 / 分，血压 138/89 mmHg。

其就诊心电图如图 6-2-4 所示。

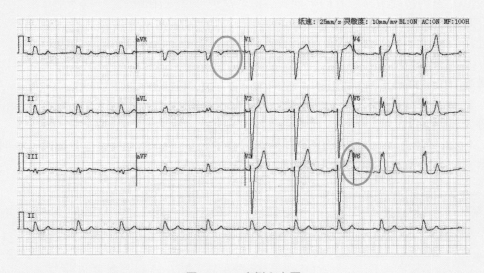

图 6-2-4　病例心电图

快速识图小贴士

◇ QRS 时限大于 0.12 s

◇ V_1 导联呈 rS 型

◇ V_6 导联 R 波增宽，顶峰粗钝或有切迹

（1）结合病例和心电图请思考，该患者的心电图诊断是什么？

完全性左束支传导阻滞。

（2）诊断依据和思维过程是什么？

1）如图所示，P 波在 Ⅰ、Ⅱ、aVF、$V_4 \sim V_6$ 导联直立向上，aVR 导联向下，由此判定其为窦性心律。

2）QRS 波群时限大于 0.12 s，且在 V_1、V_2 导联呈 rS 型（r 波极小且 S 波明显加深增宽）。

3）Ⅰ、aVL、V_5、V_6 导联 R 波增宽，顶峰粗钝或有切迹，由此判定其为完全性左束支传导阻滞。

（3）左束支传导阻滞的病因是什么？

左束支传导阻滞常发生于慢性心力衰竭、急性心肌梗死、高血压性心脏病、心肌疾病、风湿性心脏瓣膜病、梅毒性心脏病、急性感染患者等。

（4）室内传导阻滞如何治疗？

应针对不同病因进行治疗。单支阻滞无临床症状者不需抗心律失常药物治疗。但双分支阻滞有可能进展为完全性房室传导阻滞，应密切观察与随访。急性前壁心肌梗死发生双分支阻滞，伴有晕厥发作者，应及早考虑心脏起搏治疗。慢性心力衰竭并发左束支传导阻滞是考虑永久起搏器植入治疗的重要指征。

（5）室内传导阻滞患者的护理观察要点及护理措施有哪些？

1）密切观察生命体征及心电图的变化，发现异常时应立即报告医生，遵医嘱给予处理。

2）患者出现胸闷、心悸、头晕等不适时采取高枕卧位、半卧位。必要时遵医嘱予鼻导管吸氧以缓解症状。

3）嘱患者避免剧烈活动、情绪激动或紧张、快速改变体位等，一旦有头晕、黑矇等先兆，立即平卧，以免发生跌倒等不良事件。

4）备好阿托品、异丙肾上腺素等纠正心律失常的药物及其他抢救药品、临时起搏器、除颤仪等，并遵医嘱配合处理，做好护理记录。

知 识 链 接

左束支传导阻滞诊断标准

V_1、V_2 导联 QRS 波呈 QS 型或 rS 型；V_5、V_6、aVL 导联 R 波增宽、顶部粗钝或有切迹（图 6-2-5）。ST 段改变：ST-T 方向与 QRS 主波方向相反，如 V_1 导联 ST 段略抬高，T 波直立；V_5、V_6 导联 ST 段压低，T 波倒置。QRS 波时限 $\geq 0.12\ s$ 为完全性左束支传导阻滞（图 6-2-6）。

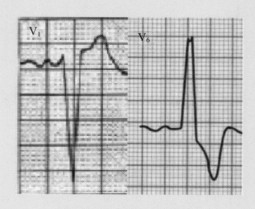

图 6-2-5　左束支传导阻滞

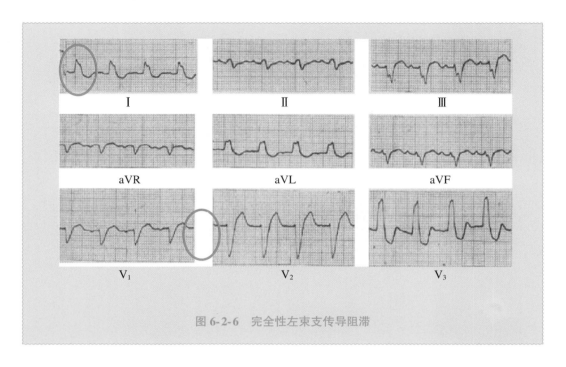

图 6-2-6　完全性左束支传导阻滞

（申　唯　朱艳楠　赵爱春）

【附】心脏传导阻滞思维导图

心脏传导阻滞

- 房室传导阻滞
  - 一度房室传导阻滞
    - PR间期超过0.20 s
    - QRS波群形态与时限多正常
  - 二度房室传导阻滞
    - 二度Ⅰ型房室传导阻滞
      - P波规律出现
      - PR间期逐渐延长，直至P波下传受阻，脱漏一个QRS波群
    - 二度Ⅱ型房室传导阻滞
      - PR间期恒定，部分P波后无QRS波群
  - 三度房室传导阻滞
    - P波与QRS波群各自成节律，互不相关
    - 心房率快于心室率
- 室内传导阻滞
  - 右束支传导阻滞
    - QRS波群时限≥0.12 s
    - V₁、V₂导联呈rsR'型，R'波粗钝
    - V₅、V₆导联呈qRS或RS，S波宽阔
    - T波与QRS波主波方向相反
  - 左束支传导阻滞
    - QRS波群时限≥0.12 s
    - V₅、V₆导联R波宽大，顶部有切迹或粗钝，其前方无q波
    - V₁、V₂导联呈宽阔的QS波或rS波，S波宽大
    - V₅、V₆导联T波与QRS波群主波方向相反

第七章

特殊类型心电图

 急性心肌梗死

导学目标

1. 描述急性心肌梗死的病因与发病机制
2. 运用临床思维方法准确快速地判读心电图
3. 复述急性心肌梗死的心电图特点
4. 掌握急性心肌梗死的护理要点

病例

患者男性，60岁，主因"持续胸痛4小时"入院。

现病史：患者4小时前无明显诱因突然出现胸痛，呈压榨样疼痛，疼痛部位以心前区为主，范围约手掌大小，肩背部及咽喉部放射痛，伴全身大汗、心悸，无恶心、呕吐，无胸闷、气促、乏力，无咳嗽、咳痰、咯血，自服"速效救心丸"后症状无缓解，急来本院。急诊行心电图检查示"急性广泛前壁心肌梗死"，以"急性心肌梗死"收住我科。患者自发病以来，精神紧张，未进饮食，排尿正常，未排便。

既往史：体健，否认高血压、糖尿病、肝炎、结核等病史，否认外伤、手术、输血史，否认药物及食物过敏史，否认有害物质及特殊理化毒物接触史，预防接种史不详。

病例（续）

体格检查：体温 36.2 ℃，呼吸 17 次 / 分，心率 67 次 / 分，血压 125/62 mmHg。入院心电图如图 7-1-1 所示。

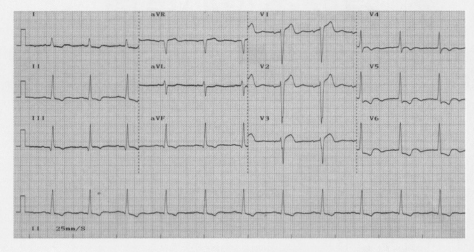

图 7-1-1　病例心电图

快速识图小贴士

◇ $V_1 \sim V_6$ 的 ST 段抬高 > 0.1 mV，与 T 波形成单向曲线

1. 结合病例和心电图请思考，该患者的心电图诊断是什么？

急性广泛前壁心肌梗死。

2. 诊断依据和思维过程是什么？

（1）患者有典型胸痛表现。

（2）特征性的心电图改变：$V_1 \sim V_6$ 的 ST 段抬高 > 0.1 mV，与 T 波形成单向曲线。

3. 心肌梗死的病因是什么？

基本病因是在冠状动脉粥样硬化的基础上，出现斑块破裂、血栓形成，或冠状动脉痉挛等，引起冠状动脉血供急剧减少或中断，使相应的心肌发生持续而严重的急性缺血，最终导致心肌急性坏死。既往心脏病史、糖尿病、高血压、肥胖、血脂过高、吸烟、家族史也可能是心肌梗死的病因。

4．急性心肌梗死的治疗要点是什么？

（1）一般治疗
①休息；②吸氧；③ 24 小时心电监护。
（2）对症治疗
1）缓解心绞痛：舌下含服硝酸甘油 0.5 mg，可每 5 分钟重复一次，最多 3 次。
2）镇静止痛：可考虑静脉给予阿片类药物缓解疼痛（如静脉注射吗啡 3 mg，必要时间隔 5 min 重复 1 次，总量不宜超过 15 mg）。
3）治疗心力衰竭：血流动力学稳定者应尽早使用血管紧张素转化酶抑制剂（如卡托普利）或血管紧张素 Ⅱ 受体阻滞剂（如氯沙坦、缬沙坦）类药物；收缩压 > 90 mmHg 的患者，应给予硝酸酯类药物以缓解症状及减轻肺淤血；伴有容量负荷过重患者合并使用利尿剂。
4）纠正心律失常：室性心动过速（无禁忌情况下）立即应用胺碘酮或利多卡因；室颤者立即行电除颤技术；心率慢者应用阿托品；出现高度房室传导阻滞者可应用肾上腺素或阿托品，药物无效时可考虑安装临时起搏器。
5）休克：按心源性休克处理。慎用硝酸甘油。
（3）心肌再灌注治疗
1）溶栓治疗：起病 6 小时内用纤溶酶激活剂（仅适用于 ST 段抬高型心肌梗死）。
2）冠状动脉介入治疗［经皮冠状动脉腔内血管成形术和（或）经皮冠状动脉介入治疗］。
3）冠状动脉旁路移植术。
（4）其他治疗
1）抗血小板治疗：阿司匹林联合替格瑞洛或氯吡格雷是目前临床上常用的抗血小板药物。
2）β 受体阻滞剂：通过减慢心率，降低体循环血压和减弱心肌收缩力来降低心肌耗氧量，对改善缺血区的氧供需平衡、缩小心肌梗死面积、降低急性期病死率有肯定的疗效。
3）血管紧张素转化酶抑制剂和血管紧张素 Ⅱ 受体阻滞剂：通过影响心肌重塑、减轻心室过度扩张而减少心力衰竭的发生，降低死亡率。

5．急性心肌梗死患者住院期间的护理观察要点及护理措施有哪些？

（1）密切观察患者病情、生命体征及心电图的变化，评估患者胸部疼痛的部位、性质、持续时间及伴随症状等。准确记录出入量。发现异常应立即报告医生，遵医嘱给予相应处理。
（2）当患者合并低氧血症时，根据缺氧情况给予相应流量吸氧，以增加心肌氧供，减轻缺血和疼痛。
（3）急性期绝对卧床休息，根据病情采取循序渐进的方式活动。给予患者心理护理，减轻紧张情绪，减低心肌耗氧量；协助患者满足生活的需要，做好生活护理。饮食护理：给予少量多餐、易消化的饮食。

（4）潜在并发症：心力衰竭。监测患者的心律、心率、血压、血氧饱和度及尿量，严密观察患者有无呼吸困难、咳嗽、咳痰、少尿、颈静脉怒张、心率加快等，听诊肺部有无湿啰音。避免情绪激动、饱餐、用力排便等可加重心脏负担的因素。记录患者的 24 小时出入量，控制输液速度。

（5）潜在并发症：心律失常。急性期严密心电监测，及时发现心率及心律变化。准备好急救药品和设备，随时准备抢救。

（6）加强与患者的沟通，做好生活护理，态度和蔼，取得患者的信赖。解释说明有关疾病的基本知识和防治方法，增强其战胜疾病的信心。

知 识 链 接

急性心肌梗死的心电图定位

导联	急性心肌梗死定位
Ⅰ、aVL	高侧壁
Ⅱ、Ⅲ、aVF	下壁
$V_3R \sim V_5R$	右室
$V_1 \sim V_3$	前间壁
$V_5 \sim V_7$	前侧壁
$V_7 \sim V_9$	正后壁
$V_3 \sim V_5$	前壁
$V_1 \sim V_5$、Ⅰ、aVL	广泛前壁

溶栓治疗

1. 适应证：急性胸痛发病未超过 12 小时，无溶栓禁忌证；发病 12 ～ 24 小时仍有进行性缺血性胸痛和心电图至少相邻 2 个或以上导联 ST 段抬高＞ 0.1 mV，或血流动力学不稳定的患者，若无直接经皮冠状动脉介入治疗条件且无溶栓禁忌证，应考虑溶栓治疗。

2. 绝对禁忌证：既往任何时间发生过颅内出血或未知原因卒中；近 6 个月发生过缺血性卒中；中枢神经系统损伤、肿瘤或动静脉畸形；近 1 个月内有严重创伤、手术、头部损伤、胃肠道出血；已知原因的出血性疾病（不包括月经来潮）；明确、高度怀疑或不能排除主动脉夹层；24 小时内接受非可压迫性穿刺术（如肝活检、腰椎穿刺）。

3. 相对禁忌证：6 个月内有短暂性脑缺血发作；口服抗凝药治疗中；妊娠或产后 1 周；严重未控制的高血压 [收缩压＞ 180 mmHg 和（或）舒张压＞ 110 mmHg]；晚期肝病；感染性心内膜炎；活动性消化性溃疡；长时间或有创性复苏。

（谢 蕊 崔 曼 贾孟晗 高 杨）

【附】急性心肌梗死思维导图

急性心肌梗死的临床诊断心电图

超急性损伤期

（1）ST段斜直形抬高：ST段失去正常凹面向上的形态而变直，呈斜直形抬高，抬高的程度逐渐增加，与增高的T波相于支融合

（2）T波增高：T波增高可能是超急性期最早的心电图改变，有时出现于ST段改变之前，增高的T波往往在同时增宽

（3）其他改变：如VAT延长，R振幅增加

V₁ V₂ V₃

急性期

（1）面对梗死区的导联上现ST段弓背向上型抬高，持续几小时至几天，可见动态改变，ST段抬高进展很快，降低较慢，对应面导联ST段下移

（2）出现病理性Q波，Q>R/4，>0.04 s；或呈QS，Qr及R波增生不良现象，R波逐渐下降

（3）T波逐渐下降，可由直立逐渐转为倒置，倒置的程度逐渐加深，形成"冠状T"

急性期 ST抬高
Q波 演变期 T波
恢复期

A-F: 16天
G: 14天
H: 30天

亚急性期

（1）ST段由抬高逐渐恢复正常。如心肌梗死（前间壁）超过6个月，ST段抬高不能恢复，应考虑室壁瘤的发生

（2）T波演变：T波倒置逐渐加深，到最深后，又逐渐恢复正常

（3）R波振幅仍下降，病理性Q波持续存在

陈旧期/愈合期

（1）主要是病理性Q波，有时呈QS波

（2）R降低，一旦形成很少消失

（3）ST-T恢复正常，或者反映慢性冠状动脉供血不全特点，如ST段压低，T波倒置

I II III aV aVL aVF V₃ V₄ V₅

心电图波形

如伴慢性冠状动脉供血不

二 电解质紊乱

导学目标

1. 阐述高钾血症和低钾血症的心电图
2. 运用临床思维方法快速判读高钾血症和低钾血症
3. 掌握高钾血症和低钾血症的治疗、护理要点

1. 高钾血症

病例

患者女性，73 岁，主因"反复胸闷 1 年，四肢无力 2 周"收入院。

既往史：高血压病史 20 余年，未规律服用降压药物，未规律监测血压；慢性肾功能不全 10 年。

体格检查：体温 36.2 ℃，呼吸 17 次／分，心率 90 次／分，血压 125/62 mmHg。入院心电图如图 7-2-1 所示。

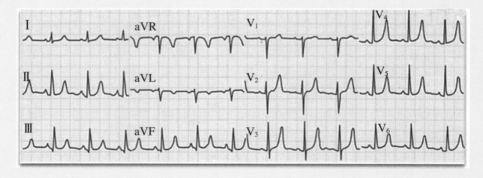

图 7-2-1　病例心电图

快速识图小贴士

◇ 胸前导联出现高尖 T 波
◇ 其形态为基底部窄，对称，呈帐篷状
◇ QT 间期缩短

（1）结合病例和心电图请思考，该患者的心电图诊断是什么？

高钾血症。

（2）诊断依据和思维过程是什么？

1）第一步：结合病例患者肾功能不全、四肢无力等病史，符合高钾血症的临床表现和疾病史。

2）第二步：$V_2 \sim V_6$ 导联 T 波比较高且尖帐篷状 T 波，符合高钾血症的心电图变化特点。

3）第三步：电解质检查，血钾浓度 6.5 mmol/L。

（3）高钾血症的病因是什么？

1）钾的排出减少，其中肾功能不全是主要原因。

2）细胞钾释放增加，如代谢性酸中毒。

3）急性钾摄入增加，如快速静脉补钾。

（4）患者出现高钾血症，治疗要点是什么？

1）立即停止输注一切含钾溶液，包括库存血，避免进食含钾食物。

2）静脉输注 5% 碳酸氢钠溶液，促进钾离子向细胞内转移。

3）紧急抗心律失常：10% 氯化钙 20 ～ 30 ml+5% 葡萄糖注射液静脉滴注或 10% 葡萄糖酸钙 20 ml 静脉推注，必要时可重复。

4）50% 葡萄糖 50 ml+ 胰岛素 0.1 IU/kg 微量泵入，至少 15 min 推注完毕，5% ～ 10% 葡萄糖 500 ml+ 胰岛素 6 ～ 18 IU 静脉滴注，促进钾离子向细胞内转移。

5）根据尿量，静脉推注呋塞米注射液，将体内过多的钾离子排出体外。

6）必要时行透析治疗，为最快、最有效的方法。

（5）高钾血症的护理措施是什么？

1）严密监测生命体征，注意脉搏、呼吸、血压、心律、心率、神志等变化，动态监测血电解质变化，发现异常积极报告医生，及时处理。一旦出现意识丧失、颈动脉搏动消失、呼吸停止等，立即抢救，如电复律。

2）停用一切含钾药物，遵医嘱用药（10% 葡萄糖酸钙），缓解 K^+ 对心肌的毒性作用；遵医嘱用胰岛素等将钾转入细胞内；遵医嘱用利尿药排钾。

3）加强巡视，密切观察病情变化和心电图改变。

4）对于高危患者，留置静脉通路，备好抗心律失常药物及其他抢救物品。

5）保证患者充足的休息。

知识链接

经典的静脉补钾四不宜原则

不宜过早：见尿补钾（尿量 ≥ 30 ml/h）

不宜过浓：≤ 40 mmol/L（0.3%）

不宜过快：≤ 20 mmol/h（80 滴 / 分）

不宜过多：每日 ≤ 50 ～ 100 mmol（3 ～ 6 g）

禁止静脉推注

2. 低钾血症

病例

　　患者男性，69岁，主因"胸闷憋气、恶心、四肢无力"就诊。

　　既往史：患者慢性心力衰竭3年，长期口服呋塞米20 mg QD。

　　体格检查：体温36.4 ℃，呼吸30次/分，心率75次/分，血压125/62 mmHg。血氧饱和度93%。入院心电图如图7-2-2所示。

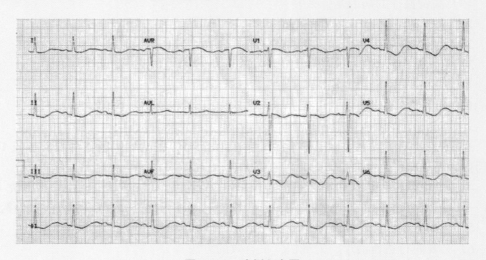

图7-2-2　病例心电图

快速识图小贴士

◇ 广泛的ST段压低和T波倒置

◇ 显著的U波

◇ QT间期延长

　　（1）结合病例和心电图请思考，该患者的心电图诊断是什么？

　　低钾血症。

　　（2）诊断依据和思维过程是什么？

　　1）第一步：结合病例患者长期服用利尿药物、恶心、四肢无力等病史，符合低钾血症的临床表现。

　　2）第二步：ST段压低且T波倒置，有显著的U波，QT间期长，符合低钾血症的心电图变化特点。

　　3）第三步：电解质检查，血钾浓度2.0 mmol/L。

　　（3）低钾血症的病因是什么？

1）钾的摄入减少，如消化道梗阻、昏迷、长时间禁食。

2）钾的排出过多，如严重腹泻伴大量呕吐、长期服用利尿药、肾性疾病。

3）细胞外钾向细胞内转移。

知 识 链 接

低钾血症的定义

低钾血症被定义为血清钾水平＜ 3.5 mmol/L，在出现中度低钾血症前，心电图变化不明显，T 波振幅降低是低钾血症最早的心电图变化。

（4）低钾血症的治疗要点是什么？

1）急性低钾血症应采取紧急措施进行治疗；慢性低钾血症只要血钾不低于 3 mmol/L，则可先检查病因，然后再针对病因进行治疗。

2）轻症只需口服补钾，重症患者应静脉滴注钾制剂，常用制剂为氯化钾。

3）对难治性低钾血症，需注意纠正碱中毒和低镁血症。

4）补钾公式为：（期望值 – 实测值）× 体重（kg）× 0.3/1.34＝10% KCl 的毫升数。

（5）低钾血症的护理要点是什么？

1）适量补充富含钾的食物，如香蕉、豆类、海产品；避免高盐饮食。

2）口服补钾：向患者和家属宣教补钾的重要性，要按时按量服用。

3）静脉补钾：观察尿量，尿量需＞ 30 ml/h 才可静脉补钾；静脉补钾要选择比较粗大的静脉，持续匀速补钾有利于维持血钾稳定；在给药过程中要密切监测穿刺部位周围皮肤，补钾时 K^+ 浓度高容易刺激血管，引起疼痛。

4）补钾过程中密切监测生命体征，每天监测血钾水平。

（王海燕　郭　健）

【附】电解质紊乱思维导图

高血钾心电图表现

- T波狭窄高耸 —— 基底变窄，两肢对称呈"帐篷状"，Ⅱ、Ⅲ、V₂、V₃、V₄最为明显 ⎱ 血钾浓度＞5.5 mmol/L
- Q-T间期缩短 —— 心室除极、复极全过程＜0.32 s ⎰
- P波增宽、压低或消失 ⎱ 血钾浓度＞7.0 mmol/L
- PR间期延长 ⎰
- QRS波增宽 —— 血钾浓度＞6.5 mmol/L
- R波压低
- 心律失常
  - 房室传导阻滞：传导性降低
    - Ⅰ度 —— PR间期延长
    - Ⅱ度 —— QRS波群脱落 ⎱ 血钾浓度＞8.5 mmo/L
    - Ⅲ度 —— 完全房室传导阻滞
  - 心率减慢
  - 心室颤动 ⎱
  - 室速 ⎬ 血钾浓度＞12.0 mmol/L
  - 心搏骤停 ⎰

低血钾心电图改变

- ST段渐进性压低 —— 水平型或下斜型压低≥0.05 mV
- T波振幅减弱 —— 平坦、双向或倒置
- U波振幅增强≥0.1 mV以及T波与U波融合 —— T波与U波融合呈驼峰状
- QRS波振幅和时限增加
- P波振幅和时限增加
- PR间期延长
- 心律失常
  - 窦性心动过速
  - 期前收缩
  - 室上性心动过速
  - 室性心动过速
  - 心室颤动
  - 房室传导阻滞

三 起搏心电图

导学目标

1. 识别起搏心电图
2. 了解起搏治疗的适应证
3. 了解起搏器的代码及类型
4. 了解起搏方式的选择
5. 掌握起搏器植入后的护理要点

病例

患者男性，68岁，主因间断"心悸10天，头晕10天"起搏器电池更换收入我院。

既往史：于17年前无明显诱因出现心悸，自觉有心脏停搏，自数脉搏也有漏搏，持续几分钟后可行缓解，每天发作2～3次。15年前患者自觉心悸症状持续，乏力明显，伴有头晕，无黑矇及晕厥，同时出现左侧胸部及肩部针刺感，放射至后背，有隐痛。伴气促、憋闷感，持续不缓解。来我院就诊，Holter示：窦性心律，偶发室性期前收缩，二度房室传导阻滞。行永久起搏器植入术。植入后未觉明显不适，定期复诊。

体格检查：体温36.2℃，呼吸17次/分，心率59次/分，血压125/62 mmHg，心脏听诊第一心音强度逐渐减弱并有心搏脱漏。入院心电图如图7-3-1所示。

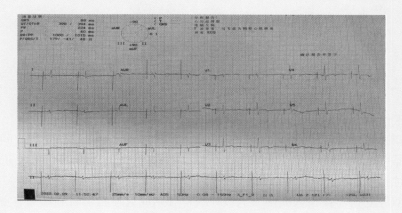

图 7-3-1 病例心电图

1．图中所示为哪种起搏方式？

心房起搏。

2．诊断依据和思维过程是什么？

脉冲信号后出现 P 波，即为心房起搏。

心电图分析要点：脉冲信号后有或无 P 波或 QRS 波。有——起搏良好；无——起搏不良。

3．起搏治疗的适应证是什么？

（1）症状性心脏病变时功能不全。

（2）病态窦房结综合征或房室传导阻滞，心室率经常低于 50 次 / 分，有明确的临床症状。

（3）清醒状态下间歇发生心室率 < 40 次 / 分；或有长达 3 s 的 RR 间期，虽无症状，也应考虑植入起搏器。

（4）慢性双分支或三分支传导阻滞伴二度 Ⅱ 型、高度或间歇性三度房室传导阻滞。

（5）清醒状态下无症状性房颤患者，有长达 5 s 的 RR 间期。

（6）心脏手术后发生不可逆的高度或三度房室传导阻滞。

（7）神经肌肉疾病导致的高度或三度房室传导阻滞，有或无症状。

（8）有窦房结功能障碍和（或）房室传导阻滞的患者，因其他情况必须采用具有减慢心率作用的药物治疗时，应植入起搏器以保证适当的心室率。

（9）颈动脉刺激或压迫诱导的心室停搏 > 3 s 导致的反复晕厥。

4．起搏器的代码及类型是什么？

Ⅰ 起搏心腔	Ⅱ 感知心腔	Ⅲ 感知后的反应	Ⅳ 程控功能 / 频率应答	Ⅴ 抗快速型心律失常
V= 心室	V= 心室	T= 触发	P= 程控频率和（或）输出	P= 抗心动过速起搏
A= 心房	A= 心房	I= 抑制	M= 多项参数程控	S= 电击
D= 双腔	D= 双腔	D=T+I	C= 通信	D=P+S
O= 无	O= 无	O= 无	R= 频率应答	0= 无
			O= 无	

临床工作中，常根据电极导线植入的部位分为：

（1）单腔起搏器：常见 VVI 起搏器（电极导线放置在右室心尖部或间隔部）和 AAI 起搏器（电极导线放置在右房右心耳），根据心室率或心房率的需要进行心室或心房的适时起搏。

（2）双腔起搏器：植入的两支电极导线常分别放置在右房右心耳和右室心尖部或间隔部，进行房室顺序起搏。

（3）三腔起搏器：是近年来开始使用的起搏器，目前主要分为双房 + 右室三腔起搏器和右房 + 双室三腔起搏器。

1）双房 + 右室三腔起搏器适用于存在房间传导阻滞合并阵发性心房颤动的患者，以预防和治疗心房颤动。

2）右房 + 双室三腔起搏器适用于某些扩张型心肌病、顽固性心力衰竭协调房室和（或）室间的活动，改善心功能。

5. 起搏方式如何选择？

（1）VVI 方式

起搏心室，感知自身 QRS 波，感知后抑制起搏脉冲发放。

心电图特征：

1）起搏信号后紧跟宽大畸形的 QRS 波（＞ 0.12 s）。

2）T 波方向与 QRS 主波方向相反。

3）需注意有效的心室起搏必须看到心室复极的 T 波。

4）适用于：一般性的心室率缓慢，无器质性心脏病，心功能良好者。

5）不适用于：

① VVI 起搏时血压下降 20 mmHg 以上。

②心功能代偿不良。

③已知有起搏器综合征，因 VVI 起搏干扰了房室顺序收缩及室房逆传，导致出现心排血量下降等相关症状。

（2）AAI 方式

起搏心房，感知自身 P 波，感知后抑制起搏脉冲发放。保持房室顺序收缩，属生理性起搏。

心电图特点：

1）起搏信号后紧跟着与正常窦性 P 波形态不同的起搏 P'波。

2）如果房室结功能正常，经过正常的房室传导，可产生窄 QRS 波。

3）二度房室传导阻滞时，一部分起搏的 P'波不能下传心室，起搏的 P'波后 QRS 波群缺失。

不适用于：

1）有房室传导障碍，包括有潜在发生可能者（用心房调搏检验）。

2）慢性房颤。

（3）DDD 方式

能同时起搏心房和心室，感知自身 P 波和 QRS 波，同时也有触发和抑制的功能。

心电图特征：能看见心房、心室的刺激除极波，也可能看见自身的 P 波和 QRS 波，PR 间期稳定。

适用于：房室传导阻滞伴或不伴窦房结功能障碍。

不适用于：持续性房颤、房扑。

（4）频率自适应（R）方式

起搏器可通过感知体动、血 pH 判断机体对心排血量的需要而自动调节起搏频率，以提高机体运动耐量。

适用于：需要从事中至重度体力活动者，可根据具体情况选用 VVIR、AAIR、DDDR 方式。

不适用于：心率加快后心悸等症状加重，或诱发心力衰竭、心绞痛症状加重者。

6. 起搏器植入术后的护理要点及护理措施是什么？

（1）临时起搏器

1）观察植入刻度，观察穿刺点有无红肿渗血，保持敷料干燥整洁，严格无菌操作，妥善固定，嘱患者绝对卧床，向患者及家属宣教预防管路脱出。

2）记录起搏方式、起搏频率、起搏电压、感知敏感度。

3）观察心电示波，判断起搏是否有效，及时通知医生。

（2）永久起搏器

1）放置起搏器后需平卧 24 小时，沙袋压迫 6 小时，防止移位。

2）穿刺点绷带加压包扎，观察有无渗血、皮下气肿。

3）放置起搏器侧上肢不可做外展动作。

4）术前、术后应用抗生素，预防感染。

5）观察心电示波，判断起搏是否有效，及时通知医生。

（赵　娟）

【附】起搏治疗思维导图

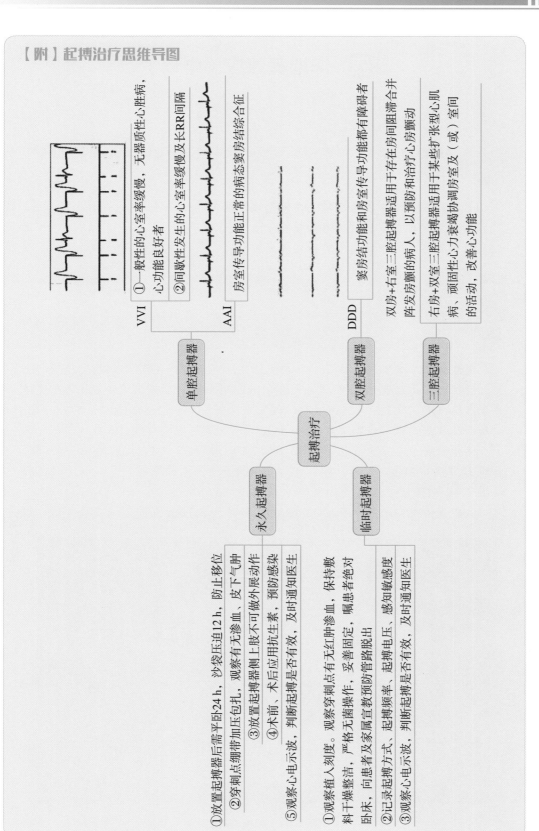

起搏治疗

- 永久起搏器
- 临时起搏器

单腔起搏器
- VVI
  - ①一般性的心室率缓慢、无器质性心脏病、心功能良好者
  - ②间歇性发生的心室率缓慢及长RR间隔
- AAI
  - 房室传导功能正常的病态窦房结综合征

双腔起搏器
- DDD
  - 窦房结功能和房室传导功能都有障碍者

三腔起搏器
- 双房+右室三腔起搏器适用于存在房间阻滞合并阵发性房颤的病人，以预防和治疗心房颤动
- 右房+双室三腔起搏器适用于某些扩张型心肌病、顽固性心力衰竭协调房室及（或）室间的活动，改善心功能

永久起搏器
- ①放置起搏器后需平卧24 h，沙袋压迫12 h，防止移位
- ②穿刺点绑带加压包扎，观察有无渗血，皮下气肿
- ③放置起搏器侧上肢不可做外展动作
- ④术前、术后应用抗生素，预防感染
- ⑤观察心电示波，判断起搏是否有效，及时通知医生

临时起搏器
- ①观察植入刻度。观察穿刺点有无红肿渗血，保持敷料干燥整洁，严格无菌操作，妥善固定，嘱患者绝对卧床，向患者及家属宣教预防导管脱出
- ②记录起搏方式、起搏频率、起搏电压、感知敏感度
- ③观察心电示波，判断起搏是否有效，及时通知医生

四 洋地黄效应（中毒）

导学目标

1. 运用临床思维方法准确快速地判读洋地黄效应心电图
2. 复述洋地黄效应的心电图特点
3. 掌握洋地黄中毒患者的护理要点

病例

　　患者女性，78 岁，主因"间断心悸、胸闷伴食欲下降 1 周"以心律失常入院。

　　既往史：高血压 15 余年，血压最高 160/90 mmHg，服用酒石酸美托洛尔缓释片 47.5 mg QD、氨氯地平 5 mg QD，血压控制在（115 ～ 125）/（60 ～ 75）mmHg。心房颤动 3 年，服用地高辛 0.125 mg QD、达比加群酯 110 mg BID。

　　体格检查：体温 36.5 ℃，呼吸 18 次 / 分，脉搏 95 次 / 分，心率 102 次 / 分，血压 125/62 mmHg，心脏听诊第一心音强弱不等，心律绝对不齐。入院心电图如图 7-4-1 所示。

　　实验室检查：地高辛浓度 3.5 ng/ml，血清钾 3.3 mmol/L。

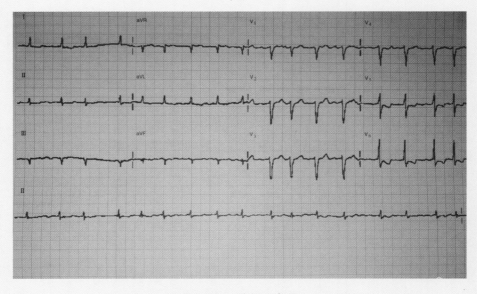

图 7-4-1　病例心电图

快速识图小贴士

洋地黄效应的心电图特点
◇ T 波振幅减低、双向
◇ ST 段下斜型压低（"鱼钩"样）
◇ ST-J 点压低（在 R 波高大的导联）
◇ QT 间期缩短（＜ 360 ms）
◇ U 波振幅增大

洋地黄效应
◇ 兴奋性异常：室性期前收缩特别是二联律和多源性室性期前收缩；房室交界区心动过速；加速的交界区自主节律；室性心动过速；双向性室性心动过速；心室颤动
◇ 抑制效应：窦性心动过缓；一度、二度、三度房室传导阻滞
◇ 伴随房室传导阻滞存在的房性心动过速，伴随心房颤动存在的交界区心律或加速的交界区自主节律

1. 结合病例和心电图请思考，该患者的心电图诊断是什么？

心房颤动，洋地黄效应。

2. 诊断依据和思维过程是什么？

（1）第一步　观察 P 波，判断心律：P 波消失，代之以小而不规则的基线波动，形态与振幅均变化不定，称为 f 波；心室率极不规则；QRS 波形态通常正常。由此判定其为房颤律。

（2）第二步　观察 ST 段：ST 段下斜型压低（"鱼钩"样），ST 段后有 J 波，ST-J 点压低（在 R 波高大的导联）。

（3）第三步　观察 T 波：T 波振幅减低、双向。

（4）第四步　观察 QT 间期：QT 间期缩短为 320 ms，结合患者服用洋地黄类药物且药物浓度超过正常范围，患者有食欲下降的消化系统症状，综合判断其为使用过量的洋地黄所致。

3. 洋地黄中毒的病因是什么？

使用过量的洋地黄制剂。

4. 洋地黄中毒的治疗要点是什么？

（1）立即停止使用洋地黄制剂。

（2）查血清电解质情况，如血钾有异常，需纠正血钾浓度。

（3）如出现快速型心律失常，且血钾正常情况下，可使用苯妥英钠或利多卡因。

（4）如果有传导阻滞及缓慢型心律失常，可使用阿托品静脉注射。必要时需安装临时起搏器。

5. 洋地黄中毒患者住院期间的护理观察要点及护理措施有哪些？

（1）密切观察生命体征及心电图的变化，发现异常应立即报告医生，遵医嘱给予处理。

（2）密切监测患者电解质水平，如血钾浓度低于4.0 mmol/L，需及时报告医生给予补钾，指导患者进食富含钾的食物，如绿叶蔬菜、香蕉、橘子。

（3）观察患者有无恶心、呕吐、食欲缺乏、腹泻等消化道症状。

（4）观察有无眩晕、头痛、忧郁、失眠、烦躁不安等中枢神经系统症状。

（5）观察患者有无视物模糊、视物大小改变、黄绿视等视觉异常。评估跌倒风险，预防跌倒等不良事件。

（6）备好阿托品、利多卡因等纠正心律失常的药物及其他抢救药品、临时起搏器、除颤仪等，并遵医嘱配合处理，做好护理记录。

（段俊滔　王　润）

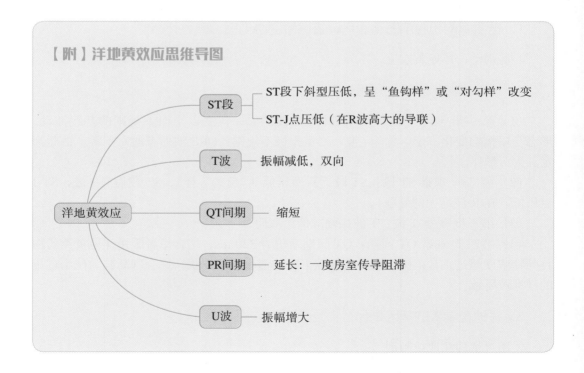

【附】洋地黄效应思维导图

- **洋地黄效应**
  - **ST段**
    - ST段下斜型压低，呈"鱼钩样"或"对勾样"改变
    - ST-J点压低（在R波高大的导联）
  - **T波** —— 振幅减低，双向
  - **QT间期** —— 缩短
  - **PR间期** —— 延长：一度房室传导阻滞
  - **U波** —— 振幅增大

第八章

常见心电学检查

 运动负荷试验

 导学目标

1. 列举运动负荷试验的种类
2. 辨别运动负荷试验的禁忌证
3. 描述运动负荷试验的操作步骤

1. 运动负荷试验的目的与种类

运动负荷试验的目的：评估健康状态、评价运动耐力、疾病鉴别诊断、评价治疗干预措施的作用、制定运动处方及评估外科手术危险性。

运动负荷试验的种类：根据使用的设备分为运动平板、踏车；根据功率大小分为极量、亚极量和低水平；根据运动终点分为症状限制性、非症状限制性（靶心率等）；根据运动的部位分为上肢、下肢等；根据检测方法的不同分为心肺运动试验（cardiopulmonary exercise test，CPET）、运动平板试验、6 min 步行试验。不同设备对检测结果有所影响，例如，运动平板与踏车的峰值氧耗量（peak oxygen uptake，peak VO_2）有所差异，踏车的 peak VO_2 平均低于运动平板 peak VO_2 的 10% ~ 20%。

2. 心肺运动试验的实际操作

心肺运动试验是运动负荷试验的金标准，且操作最为复杂，以下主要介绍 CPET 的实际操作过程及要领。

（1）CPET 的准备

1）仪器的准备：CPET 气体分析器、流量表易于偏移，每次试验前必须对气流、流量、O_2 和 CO_2、分析器及环境因素（温度、大气压力、空气湿度）进行定标。目前所有的生产厂家都有简便可行的微处理器控制的定标系统对气流、流量、O_2 和 CO_2、分析器进行定标，环境因素可由 CPET 系统自动校正。

CPET 须有独特的软件，可处理、分析、输出数据，建立系统维护和质量控制系统显得尤为重要。

2）受试者评估及准备一般信息（性别、年龄、身高、体重、身体活动水平、职业情况、有无吸烟史等）、临床相关信息（疾病诊断、体格检查、辅助检查、用药情况等）。是否为 CPET 的禁忌证。

（2）CPET 的禁忌证

1）绝对禁忌证

①急性心肌梗死（2 天内）。

②高危的不稳定型心绞痛。

③有症状的未控制的心律失常，或引发血流动力学不稳定。

④有症状的严重主动脉缩窄。

⑤失代偿的有症状的心力衰竭。

⑥急性肺栓塞或肺梗死。

⑦急性心肌炎或心包炎。

⑧急性主动脉夹层。

⑨残疾人有安全隐患或不能全力完成运动试验。

2）相对禁忌证

①已知左冠状动脉主干狭窄。

②中度狭窄的心脏瓣膜疾病。

③电解质紊乱。

④严重的高血压。

⑤心动过速或心动过缓。

⑥肥厚型心肌病和其他形式的流出道梗阻。

⑦智力障碍或肢体障碍不能配合运动者。

⑧高度房室传导阻滞。

（3）受试者必须满足以下几点：

1）受试者在运动试验前 3 h 不能进食。

2）衣服和鞋袜要舒适。

3）药物管理：功能性测试时应常规服用药物，当运动试验用于诊断心肌缺血时，需要停服可能干扰运动试验结果的药物（比如 β 受体阻滞剂干扰心率与血压反应），尽管目前没有关于对药物调整的指南，但是允许 24 h 停药，运动试验结束后即恢复用药，对服用的常规药物要记录。

4）情绪放松。

（4）测试者常规准备

1）对运动方式提供总体建议（包括踏车或跑步机的选择、运动试验方案的选择），并让患者熟悉受试过程及明确注意事项。

2）对运动试验方案提供建议：负荷递增幅度、恢复期时间、血压及心电监测。

3）调整座位高度。

4）指导运动试验结束时离开跑步机的正确方式。

5）对患者 12 导联心电图、血压进行连续监测。

6）测试面罩及咬口器有无漏气。

7）向患者解释说明需要停止运动试验的症状，以及一旦出现时及时示意的方式。

8）签署知情同意书并记录患者信息。

（5）CPET 操作

1）安全性控制：了解心肺运动试验可能发生的并发症 [如心脏方面：心律失常、低血压、心力衰竭、急性冠脉综合征等；非心脏方面：肌肉骨骼损失、软组织损伤等；其他方面：极度疲乏（有时持续数天）、眩晕、身体疼痛等]，并制订应急预案和抢救流程，抢救设备处于备用状态，药物定期检查，一旦发生紧急事件，采取及时有效的抢救措施。CPET 相关操作人员定期接受培训，患者签署知情同意书。

2）CPET 方案选择：美国心脏病学会（ACC）、美国心脏协会（AHA）和美国运动医学会（ACSM）公布的运动试验指南一致推荐试验方案应个体化，递增负荷量应小，运动试验总时间应在 8 ~ 12 min。阶梯方案比斜坡式方案摄氧量高，改良的 Naughton 方案以 2 min 为一个阶梯，每个阶梯递增约 1 个代谢当量（MET）（相当于运动平板每级增加 2.5%，踏车每次递增 10 ~ 15 W）。针对心血管疾病特殊人群，以踏车形式采用 Ramp 方案较安全易行。

3）CPET 步骤

①戴面罩。

②贴电极片：肢体导联电极片贴在躯干左右上下端，可避免运动造成的干扰，胸导联电极片位置与常规心电图一致，并连接 12 导联心电图电极。戴血压袖带。测静息状态卧位 12 导联标准心电图和血压，以备与以前心电图、血压和运动中或恢复期心电图、血压比较。

③测静态肺功能。

④运动测试四阶段：静息阶段（3 min）—0 W 负荷（3 min）—负荷递增阶段（10 ~ 20 W/min）—恢复期阶段（> 5 min）。

⑤心电图和血压监测：运动中进行心电图实时监测，血压在每个阶段的最后 1 min 监测记录一次，恢复期 1 min 监测记录 1 次，以后每 1 ~ 2 min 监测记录 1 次。

⑥ Borg 自感劳累分级（rating perceived exertion，RPE）量表评估（表 8-1-1）。

表 8-1-1　Borg 自感劳累分级量表

10 级表		20 级表	
级别	疲劳感觉	级别	疲劳感觉
0	没有	6	
0.5	非常轻	7	非常轻
1	很轻	8	
2	轻	9	很轻
3	中度	10	
4	稍微累	11	轻
5	累	12	
6		13	稍微累
7	很累	14	
8		15	累
9	非常累	16	
10	最累	17	很累
		18	
		19	非常累
		20	

⑦运动终点

目前 CPET 多为症状限制性运动试验，尽管在 CPET 中鼓励受试者做最大的努力，但是测试中发现患者有严重异常情况应立即停止运动，以防止严重心血管事件发生。

⑧运动试验结束后根据检测结果输出报告。

（6）运动负荷试验的终止指标

1）绝对指征

①心电图示 ST 段抬高 > 1.0 mV，但是无由于既往心肌梗死产生的病理性 Q 波（aVR、aVL 和 V_1 导联除外）。

②随功率递增，血压下降 > 10 mmHg，同时伴有其他缺血证据。

③中等到严重心绞痛发作。

④中枢神经系统症状（如共济失调、眩晕、晕厥先兆）。

⑤低灌注表现（发绀或苍白）。

⑥持续室性心动过速或其他可能导致运动心排血量异常的心律失常，如二至三度房室传导阻滞。

⑦存在心电图和血压监测困难。

⑧运动试验者要求停止运动。

2）相对指征

①可疑心肌缺血患者心电图示 J 点后 60 ～ 80 ms ST 段水平压低或下斜型压低 > 2 mV。

②随功率递增，血压下降 > 10 mmHg，但无其他缺血证据。

③进行性胸痛。

④出现严重疲乏、气促、喘鸣音、下肢痉挛或间歇性跛行。

⑤非持续性室性心动过速的心律失常（可能演变为复杂的且影响血流动力学的心律失常），如多源室性期前收缩、室性期前收缩三联律、室上性心动过速、心动过缓。

⑥运动中血压过度升高，收缩压 > 250 mmHg，舒张压 > 115 mmHg。

⑦运动诱发束支传导阻滞未能与室性心动过速鉴别。

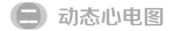 动态心电图

导学目标

1. 描述动态心电图的操作步骤
2. 复述动态心电图的准备工作包括哪些

动态心电图仪（ambulatory electrocardiograph，AECG）是用于长时间连续记录的体表心电图的仪器。动态心电图仪是由美国 Norman J. Holter 于 1957 年首先提出，并于 1961 年投入临床使用的，因而也常称为 Holter。它能一次连续记录 24 h 以上的体表心电图，并能对患者在日常活动情况中、身体和精神状况不断变化条件下进行心电图检测，对 24 h 内的心电图异常作出综合的统计和评估，还能将患者记录的日志与心电图的异常改变联系起来，以找出心电图异常的诱因。

1. 清洁皮肤

皮肤的清洁对于心电信号记录的质量起着非常重要的作用，可以提高分析的速度和质量。

（1）用医用乙醇清洁电极安装位置。

（2）剃除电极安装位置的体毛。

（3）擦拭电极安装位置皮肤上的油脂和角质层。擦拭皮肤时动作轻柔。

2. 确定记录方案

对 SD 卡进行电子标签登记，录入患者一般信息。

3. 安装电极

使用合格的处于有效期之内的银-氯化银一次性监护电极。建议选用符合 YY/T0196—2005 或 ANSI/AAMI EC12-2000 规定的一次性电极片。电极安装位置应选择在肋骨或软骨的皮肤之上，以避免软组织移动带来的干扰。可根据要求选择不同规格的导联线。临床常用 10 电极 12 导联线安装位置见表 8-2-1。

表 8-2-1　10 电极 12 导联线安装位置

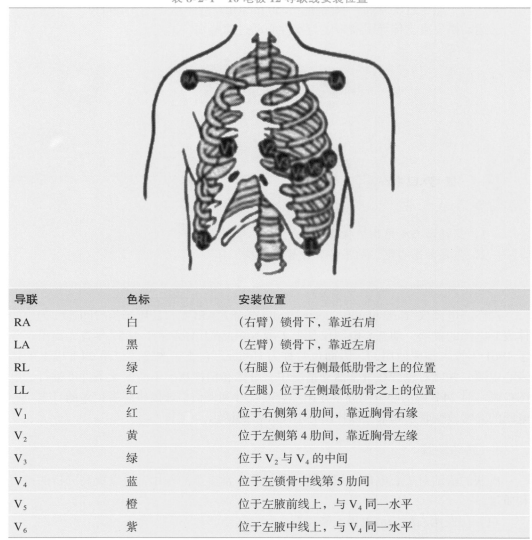

导联	色标	安装位置
RA	白	（右臂）锁骨下，靠近右肩
LA	黑	（左臂）锁骨下，靠近左肩
RL	绿	（右腿）位于右侧最低肋骨之上的位置
LL	红	（左腿）位于左侧最低肋骨之上的位置
V_1	红	位于右侧第 4 肋间，靠近胸骨右缘
V_2	黄	位于左侧第 4 肋间，靠近胸骨左缘
V_3	绿	位于 V_2 与 V_4 的中间
V_4	蓝	位于左锁骨中线第 5 肋间
V_5	橙	位于左腋前线上，与 V_4 同一水平
V_6	紫	位于左腋中线上，与 V_4 同一水平

4. 启动记录

装入一枚有效的 7 号电池，利用记录器的键盘和 LCD 设置记录参数，通过 LCD 预览心电图波形，确认电极是否安装良好。确认以上步骤无误后，通过菜单启动记录。记录过程中查看 LCD 上的心电图波形质量，记录满 24 h（或预先设置的 48 h），记录自动终止。

5．数据传送

数据记录终止后，通过 SD 卡读卡器或 USB 通信电缆将记录数据传输到分析软件主机进行分析诊断。

6．动态心电图保养制度

（1）使用清洁、干燥、柔软的棉布擦拭外表及导联线；必要情况下使用浸润了温和清洁剂的柔软抹布拧干后擦拭。导联插座、电池仓内只能使用干燥柔软的棉布擦拭，避免液体进入插头内部。

（2）导联线清洁完毕；电池已经取出；附近无化学物质或液体放置；存放位置温湿度适中；存放位置无阳光直射。

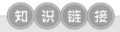

Reveal LINQ 可插入式心脏监测系统

美敦力的 Reveal LINQ 可插入式心脏监测系统能持续监测心脏活动长达 3 年，并可将信号无线传输到患者监护仪上。它的尺寸大约是一节 AAA 电池的 1/3。

（段俊滔　王　润）

参考文献

[1] 葛均波，徐永健，王辰．内科学 [M]．9版．北京：人民卫生出版社，2018：182-183.

[2] 尤黎明，吴瑛．内科护理学 [M]．6版．北京：人民卫生出版社，2017：931-935.

[3] 王玺，甄桂金，王福，等．心血管与内分泌（上册）[M]．长春：吉林科学技术出版社，2019：165-166.

[4] 王芳芬．现代心血管常见病诊治精要 [M]．昆明：云南科技出版社，2018：137.

[5] 张小丽．心血管疾病诊治理论与实践 [M]．长春：吉林科学技术出版社，2019：319-320.

[6] Dean Jenkins. 心电图实例精解（第3版）[M]．刘书旺，张媛，译．北京：北京大学医学出版社，2014：1-102.

[7] 杨天和．实用心血管疾病诊疗手册 [M]．昆明：云南科技出版社，2018：5-6.

[8] 刘霞．快速读懂心电图 [M]．上海：上海科学技术出版社，2019：24.

[9] 吕毅．临床心脏病学 [M]．长春：吉林科学技术出版社，2017：271-272.